DES

ACCIDENTS FÉBRILES

A FORME INTERMITTENTE

ET DES PHLEGMASIES A SIÉGE SPÉCIAL

QUI SUIVENT LES OPÉRATIONS PRATIQUÉES

SUR LE CANAL DE L'URÈTHRE.

RIGNOUX, IMPRIMEUR DE LA FACULTÉ DE MÉDECINE,
rue Monsieur-le-Prince, 31.

DES
ACCIDENTS FÉBRILES

A FORME INTERMITTENTE

ET DES PHLEGMASIES A SIÉGE SPÉCIAL

QUI SUIVENT LES OPÉRATIONS PRATIQUÉES

SUR LE CANAL DE L'URÈTHRE,

PAR

EDMOND MARX,

Docteur en Médecine de la Faculté de Paris,
ex-Interne (1er au Concours),
ex-Aide de Clinique médicale et chirurgicale à l'hôpital Saint-André de Bordeaux,
Lauréat de l'École de Médecine de la même ville,
Membre de la Société des Sciences physiques et naturelles de Bordeaux.

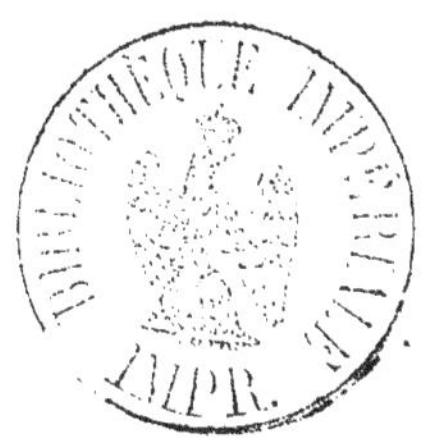

> C'est lascheté trop déplorable de s'arrêter à
> l'invention des premiers en les imitant seule-
> ment à la façon des paresseux, sans rien adjou-
> ter et accroître à l'héritage qu'ils nous ont
> laissé.
>
> (A. PARÉ.)

PARIS.

GERMER BAILLIÈRE, LIBRAIRE,

rue de l'École-de-Médecine, 17.

1861

DES
ACCIDENTS FÉBRILES

A FORME INTERMITTENTE

ET DES PHLEGMASIES A SIÉGE SPÉCIAL

QUI SUIVENT LES OPÉRATIONS PRATIQUÉES

SUR LE CANAL DE L'URÈTHRE.

J'eus l'occasion, dans le courant de l'année 1859, d'observer un malade atteint d'accidents phlegmasiques dans les masses musculaires, à l'occasion d'une opération d'uréthrotomie. Frappé de l'incertitude qui régnait sur plusieurs points de l'histoire de ces singuliers accidents, je résolus de les étudier avec soin. En présence du petit nombre de documents qui existaient sur la question, car il n'y avait alors, en fait d'études théoriques, que la leçon de M. le professeur Velpeau et la thèse de M. Perdrigeon, qui en était, en grande partie, la reproduction, je m'adressai avec confiance aux faits, espérant pouvoir tirer quelques conclusions de leur rapprochement et de leur interprétation. J'en avais recueilli un grand nombre, soit dans les auteurs, soit dans la pratique et les souvenirs des médecins bordelais, quand parurent sur le sujet de nouveaux travaux que j'ai signalés à l'article *Historique,* et qui datent presque

1

tous de 1860. Je fus heureux de voir dans la bouche d'hommes tels que MM. Philips et Civiale des idées semblables à celles que m'avaient suggérées mes études cliniques. Encouragé par cet appui inattendu, je continuai mes recherches, dont je viens aujourd'hui indiquer les résultats. Qu'il me soit permis de signaler à l'attention les parties de mon travail qui me semblent avoir été peu ou point indiquées auparavant.

J'ai, le premier, je crois, détaillé les formes fébriles pernicieuses qui ont suivi les opérations sur l'urèthre, et donné des règles précises pour l'emploi du sulfate de quinine dans leur traitement. Tout ce qui a trait à ce que j'ai appelé accès pernicieux ordinaires, phlegmasies des séreuses, je n'en ai trouvé mention nulle part. A propos de l'étiologie, j'ai cherché à déterminer l'influence respective de la prédisposition et de la manœuvre opératoire sur la production des accidents, et à en tirer quelques déductions pratiques. L'étude si obscure de la nature intime des accidents m'a conduit à faire sur les animaux quelques expériences qui auront, je l'espère, un peu éclairé la question. En terminant enfin, j'ai examiné l'hypothèse, que M. Perdrigeon avait seulement émise, de l'analogie des accidents fébriles uréthraux avec les accès paludéens ; je crois lui avoir donné un certain degré de probabilité.

Mon mémoire contient, outre des observations déjà anciennes, 20 faits peu connus, dont 11 complétement inédits. Partout je n'ai cherché à m'appuyer que sur l'évidence des faits, bien convaincu, avec F. Hoffmann, de la vérité de cet aphorisme : *Ars medica tota in observationibus.*

A la suite des manœuvres chirurgicales pratiquées sur le canal de l'urèthre, il peut survenir un certain nombre d'accidents qui débutent par un frisson suivi de fièvre, et ont reçu pour cela le nom d'accidents fébriles. Mais à ce début uniforme, succède une scène morbide qui n'est pas toujours la même. Tantôt en effet les accès se renouvellent sous forme intermittente, et sans qu'il existe, dans beaucoup de cas, de cause appréciable qui les entretienne ; d'autres fois au contraire, la fièvre prend le caractère continu et s'accompagne de phlegmasies d'une nature particulière. De là deux séries d'accidents, accidents fébriles, accidents inflammatoires, qui méritent d'être l'objet d'une commune étude, tant par les ressemblances qu'ils présentent que par les différences qu'il est facile de constater entre eux.

HISTORIQUE.

Quand on recherche dans les auteurs ce qu'ils ont pu dire de la fièvre et des phlegmasies uréthrales, on est surpris de les voir garder, à ce sujet, un silence absolu. Ils ont probablement confondu les accès de fièvre avec des accès paludéens simples ou pernicieux, et les phlegmasies, avec des accidents de résorption purulente ou avec des phlegmons coïncidant simplement avec la maladie urinaire.

C'est aux auteurs tout à fait modernes que revient l'honneur d'avoir découvert le trait d'union qui unit les accidents inflammatoires aux accidents fébriles et la cause commune sous l'influence de laquelle ils se développent.

Citons d'abord M. le professeur Velpeau, qui fait mention, dans l'article *Articulation* du *Dictionnaire de médecine*, des arthrites, suite du cathétérisme, et y revient, d'une manière plus étendue, dans de remarquables pages publiées dans le tome III de ses *Leçons orales de clinique chirurgicale*. M. Civiale, après avoir, dans les deux premières éditions de son *Traité pratique sur les maladies des organes génito-urinaires*, publié un certain nombre d'observations intéressantes sur ce sujet, en fait l'objet d'une étude spéciale dans le tome III de sa dernière édition (1860). Dans la première partie du tome V de la *Pathologie chirurgicale* de M. le professeur Nélaton (1858), on trouve aussi de très-intéressantes considérations. Enfin M. Philips, dans son *Traité des maladies des voies urinaires* (1860), consacre un chapitre à la question qui nous occupe. Quand nous aurons cité la thèse de M. Perdrigeon (1853, n° 93), de M. Hornbostel (1859, n° 80), de M. le D' Mauvais (1860, n° 6), de M. de Saint-Germain (1861, n° 16), les articles insérés dans la *Gazette médicale de Lyon*, par M. le D' Félix Bron, et enfin les leçons de M. Coulson, chirurgien de l'hôpital Sainte-Marie, publiées en 1852 par la *Lancette anglaise*, nous aurons épuisé les productions théoriques auxquelles, à notre connaissance, notre sujet a donné lieu, et dont, il faut le reconnaître, la presque totalité revient à la chirurgie française. Mais, si, partant de la donnée que nous puisons aux sources que nous venons de citer, nous recherchons dans les observations, soit antérieures, soit contemporaines, je dirai mieux, dans la pratique journalière, les faits qui se rapportent aux accidents fébriles et inflammatoires consécutifs aux manœuvres sur l'urèthre, nous nous trouvons en présence d'une quantité de faits considérable. Beaucoup ont déjà été relatés dans les travaux que j'ai cités plus haut. Je me bornerai donc à emprunter à certains faits déjà connus ce qu'ils contiendront de particulièrement relatif à mon sujet, en indiquant très-exactement la source, et je rapporterai tout au long les observations inédites ou peu connues que j'ai pu recueillir par moi-même ou que je dois à l'obligeance de mes maîtres et de mes collègues de Bordeaux. Je suis heureux de pouvoir leur exprimer collectivement ma reconnaissance pour l'empressement qu'ils ont tous mis à me rendre témoin ou à me donner la relation des faits, en assez grand nombre, qui ont trait au sujet que j'ai entrepris de traiter. Le titre seul indique la division nécessaire que comporte mon sujet. J'aurai à traiter séparément des accidents fébriles intermittents et des accidents inflammatoires. Je me réserve néanmoins de rapprocher certaines parties de leur histoire, qui offrent entre elles de trop intimes connexions pour qu'on puisse les séparer.

Des accidents fébriles intermittents.

M. Civiale nous paraît avoir ici beaucoup multiplié les divisions. Il n'admet, en effet, pas moins de quatre classes d'accidents fébriles intermittents, qu'il appelle simples, graves, exceptionnels et compliqués. Pour nous, nous n'admettrons, avec MM. Nélaton, Philips, Perdrigeon, que deux classes d'accidents fébriles : les simples, et les graves ou pernicieux, qui réunissent les trois dernières classes de M. Civiale. Ce qui importe, en effet, au praticien, c'est de savoir que, dans un cas, son intervention pourra se borner à quelques précautions hygiéniques, tandis que dans l'autre, elle devra être active et immédiate. Le reste ne forme que des variétés indispensables à connaître, mais qui ne peuvent constituer des classes à part. Comme nous aurons occasion de le voir plus loin, la caractéristique de l'accès pernicieux, c'est la forme insolite ou l'intensité extraordinaire des symptômes. Les trois dernières classes de M. Civiale présentent au plus haut degré ces conditions. Je me crois bien fondé, appuyé du reste sur les autorités que j'indiquais plus haut, à les réunir sous le titre d'*accès pernicieux*, dans lesquels j'aurai à étudier plus tard les diverses variétés qu'ils comprennent. Mais, si j'admets, avec M. Perdrigeon, qu'il existe seulement deux grandes classes d'accès fébriles, je ne regarde pas avec lui comme pernicieux ceux-là seulement qui emportent le malade (thèse citée, p. 11, lig. 3). Il n'avait pas un accès simple, ce perruquier dont parle M. Velpeau (leçon citée), qui, « après chaque séance de lithotritie, était pris d'un violent accès de fièvre intermittente, *dont un fut si violent qu'on crut à un danger véritable. Il guérit, et,* probablement pour ce motif, M. Perdrigeon place son observation parmi celles d'accès bénins, en dépit de la définition que lui-même a donnée de ces derniers. Donc, deux sortes d'accès fébriles : les simples, ou ceux qui ont de l'analogie avec les accès de fièvre intermittente simple ; les pernicieux , qui offrent des symptômes ou une intensité insolite. Étudions successivement ces deux classes d'accès fébriles.

Accès bénins.

Comme l'accès paludéen , l'accès simple qui succède aux manœuvres chirurgicales pratiquées sur l'urèthre se compose, en général, de trois stades.

D'abord c'est le stade du frisson, qui survient d'ordinaire brusquement, mais est cependant quelquefois précédé de malaise, de lassitude, d'abattement, de dégoût pour les aliments, tous symptômes prodromiques de la fièvre, et qui, le plus souvent, obligent le malade à garder le lit.

Une fois arrivé, le frisson présente les mêmes nuances variées que celui de la fièvre paludéenne. Quelquefois violent avec claquement des dents, tremblement des membres, etc., il est quelquefois peu intense , et passe inaperçu des malades. Quant à sa durée, elle varie de quelques minutes à une heure. Passé ce temps, on devra surveiller le malade ; car, s'il dure plus d'une heure, surtout avec l'intensité qu'il a d'ordinaire dans ce cas-là, le frisson doit faire craindre le début d'une des formes graves que nous aurons à étudier plus tard. Du reste, il aura, dans tous les cas, pour caractères, ceux de la fièvre paludéenne : la peau sera crispée ; les ongles, le bout du nez, les lèvres, pâles ; la respiration anxieuse, le pouls plus fréquent, quelquefois irrégulier, la soif intense, la sensation du froid très-pénible, etc. etc.

Entre le stade de froid et celui de chaleur, période de transition, dans laquelle les frissons diminuent en nombre et en intensité, séparés qu'ils sont par des bouffées de chaleur.

La chaleur ne semble jamais être la suite du frisson, avec lequel elle offre le plus souvent des disproportions. On observe une légère chaleur après de violents frissons; d'autres fois au contraire une chaleur excessive succède à un froid peu intense. Quand la chaleur est bien établie, la respiration devient plus libre, l'anxiété disparaît. Le pouls devient plein, fréquent, et gagne en régularité ; la face est rouge, la soif vive, la tête douloureuse, les yeux fortement injectés. La durée de ce stade est très-variable. Lorsqu'il s'exagère en longueur ou en intensité, il donne lieu à la forme pernicieuse, suffocante ou asphyxique, que nous retrouverons plus loin. Puis le pouls diminue de force, de fréquence; la soif est moins vive; la sueur commence à paraître; la peau, au lieu de rester moite, se couvre de gouttelettes de sueur plus ou moins abondantes. L'urine, d'ordinaire jaunâtre, peu abondante, répand une odeur forte d'ammoniaque. Le calme reparaît, le malade s'endort. A ce moment, le pouls reste fréquent, et la fièvre peut même être constatée encore, quoique moins intense., le lendemain matin. Ce dernier fait, qui paraît particulier à la fièvre intermittente uréthrale, n'a pas échappé à la sagacité de M. Perdrigeon ; nous en trouvons de nouveau la confirmation dans une excellente observation de M. le Dr Verneuil (thèse Andrade, 1859, n° 229, obs. 1), dans la 28e observation de ce travail.

Tel est le tableau d'un accès de fièvre simple succédant à une manœuvre chirurgicale sur l'urèthre. Ces accès ne sont pas rares ; il n'est pas de chirurgien qui n'en ait observé dans sa pratique. Néanmoins, à cause de leur grande analogie avec les accès de fièvre paludéenne, de leur extrême bénignité, on les trouve rarement décrits dans les auteurs; beaucoup se bornent à en faire une légère mention.

Dans les 36 observations publiées par M. Reybard à la suite de son *Traité des rétrécissements de l'urèthre* (1853), on trouve 8 cas de fièvre uréthrale simple. M. Jules Roux (*Gaz. des hôpit.*, 1859, p. 75) en a publié une observation. M. Perrève (*Traité des rétréciss.*) dit en avoir vu quelques cas. On en trouve un dans la thèse de M. Andrade (obs. déjà citée), dans celle de M. Icard (Paris, 1858, n° 199, obs. 2), dans Lallemand (*Maladies des organes génito-urinaires*, obs. 5, 2ᵉ série). Enfin M. Perdrigeon me paraît avoir donné la meilleure observation sur ce sujet (obs. 1); je la lui emprunte *in extenso*, comme type des accidents qui nous occupent en ce moment.

OBSERVATION Iʳᵉ.

Blennorrhagie, rétrécissement de l'urèthre, orchite survenue à la suite du cathétérisme, accidents fébriles intermittents.

Le 20 août 1851, le nommé Antoine B..... entre à l'hôpital de la Charité, au n° 4 de la salle Sainte-Vierge. Cet homme, âgé de 61 ans, est fort et vigoureux. Il nous raconte qu'il contracta, à l'âge de 30 ans, une blennorrhagie qui prit, au bout de six semaines, une marche chronique, et dont il n'a pu jusqu'à ce jour se délivrer complétement. Cinq ans après le début de cette blennorrhagie, il s'aperçut que l'émission de l'urine devenait difficile. Il fit alors usage de sondes dont il a continué à se servir de temps en temps jusqu'à ce jour. Il y a six semaines environ, après s'être passé une sonde, selon son habitude, il fut pris d'une douleur assez vive dans le testicule gauche, et une orchite se déclara. Une saignée du bras, 15 sangsues au périnée, des frictions d'onguent mercuriel, des cataplasmes, tels furent les moyens employés pour combattre cette inflammation. Malgré ce traitement, l'inflammation du testicule continuant, cet homme entre dans nos salles, et nous pouvons constater en effet une inflammation assez vive du testicule gauche. —Repos au lit, diète, et compresses d'eau blanche sur les bourses.

Le 22. A l'aide d'une bougie assez fine, introduite dans l'urèthre, nous pouvons constater un rétrécissement qui nous paraît siéger au niveau de la portion membraneuse du canal.

Le 24. Introduction d'une bougie un peu plus grosse que la précédente; le malade doit la garder le plus longtemps possible. Une heure après que le malade a retiré sa bougie, il est pris tout à coup d'un violent frisson qui dure environ une heure. Bientôt le frisson est remplacé par une chaleur assez forte; le pouls est fréquent et dur au moment de notre visite du soir. Dans la nuit du 24 au 25, des sueurs abondantes succèdent à la période de chaleur.

Le 25 au matin. Le malade est mieux, quoiqu'il ait encore de la fièvre; les urines sont très-chargées et font éprouver un sentiment de cuisson assez vive au moment de leur passage dans l'urèthre. — Repos au lit, diète; pour tisane, de la décoction de graine de lin; pas de cathétérisme.

Dans la journée du 25, un léger frisson suivi de chaleur et de sueurs.

Le 26, la fièvre a presque entièrement disparu. — Même prescription, plus un bain.

Les 27 et 28, apyrexie complète.

Le 29 au matin. Une petite sonde est introduite dans l'urèthre et doit être gardée toute la journée. Nouveau frisson dans le courant de la journée du 29. Le malade retire sa sonde; la fièvre continue en présentant la même marche, c'est-à-dire avec chaleur suivie de sueurs.

2 septembre. La fièvre a totalement disparu; la même sonde est de nouveau introduite dans l'urèthre et donne lieu à la même succession d'accidents.

Le 5, le malade se trouve de nouveau sans fièvre et demande sa sortie de l'hôpital.

Après avoir décrit l'accident fébrile simple, dans sa forme régulière, revenons un peu sur nos pas pour déterminer quelles sont les diverses circonstances qu'il peut présenter quant au moment de son apparition, à la nature et à l'intensité de ses symptômes, au nombre et au type des accès. Nous puiserons ces indications dans l'analyse des divers cas que nous avons trouvés dans les auteurs et indiqués ci-dessus.

Moment de l'apparition. C'est en général le jour même de l'opération, et le plus souvent trois ou quatre heures après, que surviennent les premiers symptômes. Néanmoins, chez le malade de notre 1re observation, ils se produisirent après une heure, et, chez celui de Lallemand, le lendemain seulement.

Nature et intensité des symptômes. Le frisson peut être franc ou irrégulier, peu intense ou d'une grande intensité, durer quelques minutes ou se prolonger jusqu'à une heure, venir d'emblée ou être précédé d'un sentiment de malaise et de lassitude générale. La chaleur est aussi quelquefois irrégulière, de façon à faire croire à l'existence de plusieurs accès successifs, accompagnée de douleurs musculaires dans les lombes et les membres ; quant à la sueur, elle peut être abondante et prolongée, d'autres fois presque nulle.

Nombre des accès. « Ordinairement, dit M. le professeur Velpeau (leçon citée), cet accès est unique, et le lendemain il n'y paraît plus, le malade est dans le même état qu'auparavant. » Cette assertion est contestée par MM. Perdrigeon et Civiale. « Quand, dit ce dernier, le frisson est franc, qu'il dure peu et que la chaleur sèche qui succède est suivie d'une sueur abondandante et prolongée, l'accès reste isolé. Lorsqu'au contraire le frisson est irrégulier et se prolonge, que la sueur est nulle ou peu abondante, la fièvre reparaît le lendemain ou le surlendemain, et il y a deux ou un plus grand nombre d'accès, dont un dernier, terminé par une sueur copieuse, annonce presque toujours la guérison du malade. » (T. I, p. 502.) L'observation 1 ci-dessus, la 3ᵉ de M. Perdrigeon, viennent à l'appui de cette dernière opinion. Le nombre des accès varie entre 1 (th. Icard, obs. 2) et 20 (obs. Lallemand). Il est souvent de 4 ou 5. En général, ils vont en diminuant d'intensité, et l'heure des frissons retarde toujours en se rapprochant de plus en plus du soir. M. Perdrigeon (p. 18) cite un exemple qui confirme ce dire.

Type des accès. Ils sont en général quotidiens ou doubles-tierces. Le type tierce a été observé par M. Jules Roux (obs. cit.), mais est infiniment rare.

DIAGNOSTIC.

La première question à se poser, quand on observe un frisson à la suite de manœuvres sur l'urèthre, est celle-ci : a-t-on affaire à un accès ? L'examen attentif des organes permettra presque toujours de répondre *a priori*. Si en effet l'urèthre ou les parties circonvoisines sont tuméfiées, s'il y a un écoulement par l'orifice du canal, si l'un des testicules est douloureux, on a très-probablement affaire à une inflammation des tissus survenant là, comme elle peut survenir dans toute autre partie du corps, à la suite d'une lésion traumatique, et non à un accès intermittent. Le doute ne pourra pas d'ailleurs être de longue durée. Dans un cas, en effet, on verra succéder au frisson une fièvre continue sans exacerbations ; dans l'autre, surviendront au contraire de la chaleur, des sueurs ; puis une apyrexie, le plus souvent définitive, et qui, dans d'autres cas, durera jusqu'à l'apparition de nouveaux accès.

Le diagnostic avec une fièvre intermittente ordinaire ne sera pas plus difficile. Ce seront d'abord les antécédents, puis l'heure d'apparition des accès, qui sera toujours soumise, dans un cas, à celle du cathétérisme ; tandis que, dans l'autre, elle arrivera de préférence à certaines heures, et le plus rarement la nuit, comme l'a très-bien établi M. le professeur Gintrac père, de Bordeaux, et comme nous avons pu nous-même l'observer souvent dans son service. Dans la fièvre uréthrale, il y aura moins de régularité dans la réapparition des accès, et la fréquence du pouls persistera, en général, après l'accès proprement dit ; ici encore le type quotidien dominera, tandis que le type tierce sera très-rarement observé ; nou-nouvelle différence avec les fièvres paludéennes. Enfin, d'après M. Philips, il y aura souvent, après l'accès, un enduit blanchâtre et épais sur la langue, qu'on ne retrouvera pas dans la fièvre paludéenne, à moins qu'elle ne soit d'origine gastrique.

Si le malade auquel on a pratiqué le cathétérisme présentait en même temps une plaie, on pourrait croire à un érysipèle ou à une infection purulente ; mais la marche de la maladie éclairera le diagnostic.

Quant à la possibilité de confondre les accidents fébriles avec l'infection putride, il suffira, je pense, de la mentionner, pour que personne ne s'y expose.

PRONOSTIC.

Il sera toujours extrêmement peu grave, avantage que nous serons loin de retrouver dans l'histoire des accès pernicieux que nous allons commencer, pas plus que dans celle des accidents inflammatoires.

Accès pernicieux.

Nous l'avons déjà dit plus haut, ce qui caractérise pour nous l'accès pernicieux, ce n'est pas son issue fatale, triste criterium, dont le plus grave inconvénient serait certainement de laisser le praticien confiant et, par suite, désarmé jusqu'au moment où le malade n'aurait plus que faire de ses soins. Un accès est pernicieux lorsque, se rapprochant, par ses symptômes, d'un accès intermittent, il offre ou des phénomènes insolites ou une intensité plus qu'ordinaire. Dans ces deux cas, on devra, des le début, se tenir en garde contre les suites possibles de la maladie, certain qu'elles seront d'autant moins graves qu'on aura su plus tôt les prévoir et les combattre.

Après avoir ainsi nettement délimité la seconde partie de notre sujet, nous avons d'abord à en établir les subdivisions, qui sont, d'après nous, au nombre de trois. Tantôt, et c'est le cas qui se rapproche le plus des accès bénins que nous venons de décrire, les accès ont le caractère pernicieux, s'attaquent à des sujets n'ayant pas de maladies chroniques graves des organes génito-urinaires, et ils n'enlèvent pas le sujet au premier accès. Cette classe, que je désigne sous le nom d'*accès pernicieux ordinaires*, ne me semble pas avoir été délimitée jusqu'à ce jour. M. Perdrigeon, qui en cite un cas très-remarquable, sur lequel nous reviendrons (obs. 26), le classe dans la catégorie des accès bénins. Un autre cas, exceptionnellement terminé par la mort (obs. 5), est placé par lui avec les accès foudroyants. M. Philips se borne à les indiquer d'une manière assez vague (p. 631).

Enfin, dans une thèse de janvier 1861, M. de Saint-Germain place notre observation 5, qu'il emprunte aussi à M. Perdrigeon, à côté d'une observation tirée de la thèse de M. le D' Mauvais (1860), et qui entre évidemment dans ce que nous appellerons plus loin *accès compliqués*. C'est ce que M. de Saint-Germain appelle, avec M. Civiale, dont il s'est borné à suivre la classification, des *cas graves*. Or, de l'aveu même de M. Civiale (t. III, p. 548), les cas qu'il appelle *graves* « rentrent dans la catégorie de ceux qui sont compliqués. »

Pour nous, au contraire, ce que nous désignons, le premier, nous le croyons, sous le nom d'*accès pernicieux ordinaires*, forme une classe parfaitement distincte ; ils diffèrent en effet :

1° Des accès bénins, par le traitement énergique qu'ils réclament ;

2° Des accès pernicieux foudroyants, par ce caractère que le premier accès est toujours suivi d'un ou plusieurs autres, et par la bénignité du pronostic, qui est toujours favorable ;

3° Des accès compliqués, par l'état de la santé générale du sujet, qui est toujours excellent, et permet de considérer les accès comme un simple accident, qui, une fois conjuré, n'aura aucune influence sur le résultat final du traitement.

La deuxième classe comprend ces accès qui enlèvent le malade au chirurgien, sans qu'il ait même le temps de se mettre en garde. Ici l'issue est toujours et promptement fatale. Nous retombons dans ces cas que M. Civiale appelle *exceptionnels*. Je trouve l'épithète mal choisie, puisque j'ai pu en réunir une trentaine environ ; je préfère les appeler *accès foudroyants*.

Enfin la troisième classe comprendra les cas que M. Civiale appelle *graves, compliqués*. Je me range d'autant plus volontiers à cette dernière dénomination, qu'ici en effet le caractère constant est une *complication* de maladie grave des organes génito-urinaires.

SYMPTOMATOLOGIE.

Faire des accès pernicieux une description générale nous entraî-

nerait à redire inutilement beaucoup de choses que nous avons dites
en décrivant les accès bénins. Nous aurions de nouveau à suivre les
trois stades, mais avec des irrégularités variées : absence absolue de
certains symptômes, tandis que d'autres acquièrent une prédominance extrême, ou offrent des modifications qu'on ne rencontre
jamais dans un accès fébrile ordinaire. Ces circonstances, impos-
sibles à réunir sans confusion dans une seule description, donnent
à chaque cas sa physionomie particulière et en constituent précisément le caractère pernicieux. Je décrirai donc à part chaque groupe
de cas présentant des symptômes analogues, et, de même que j'ai suivi,
dans la description des accès simples, la marche qu'on suit dans la
description des accès paludéens ordinaires, à cause que ce sont ces
derniers qui semblent avoir, dans leurs symptômes, le plus d'analogies avec les accès uréthraux ; de même ici je décrirai les formes,
aujourd'hui connues, d'accès pernicieux uréthraux, comme on décrit les formes pernicieuses paludéennes. Ce rapprochement, qui
me semble très-nécessaire à la clarté de l'exposition, ne fera que
rendre plus utile le diagnostic différentiel qui suivra immédiatement
entre les accès uréthraux et paludéens.

Accès pernicieux ordinaires.

Les cas que je réunis sous ce titre présentent tous ces deux caractères, de s'observer chez des sujets jouissant d'une bonne santé générale, et de ne jamais emporter au premier accès, double circonstance que nous ne retrouvons pas dans les deux autres catégories
d'accès pernicieux, et qui les en différencie.

Nous trouvons d'abord un certain nombre de cas qu'il est difficile
de classer sous une forme quelconque, à cause souvent de l'insuffi-
sance des détails, et d'autres fois aussi parce qu'aucun symptôme ne
prédomine assez pour imposer son nom aux accès ; nous les groupe-
rons sous le nom de *cas à forme indéterminée.* Ainsi, dans les leçons
de M. Velpeau (ouvr. cité), il est fait mention d'un perruquier qui

avait, après chaque séance de lithotritie, un très-fort accès de fièvre, au point qu'on eut une fois des inquiétudes pour sa vie. Le même chirurgien ajoute que M. Sanson aîné lui dit, à ce sujet, avoir eu deux ou trois cas semblables dans sa pratique. On trouve, dans la thèse de M. Morel-Lavallée (agrégat., 1857, p. 36), la mention d'un malade de M. Ricord, dont la vie fut compromise par de semblables accidents. Enfin M. Broca, tout dernièrement (Société de chirurgie, 7 novembre 1860) rapporté l'histoire d'un malade à qui il a enlevé le gland, pour un épithélioma, et qui eut un accès de fièvre *avec grand frisson*, à la suite du passage d'une sonde qu'on laissa à demeure.

Après ces cas, que nous devions signaler pour être complet, nous arrivons à des accidents de forme mieux déterminée.

Forme algide. Dans cette forme qui est fréquente et que nous retrouverons aux accès pernicieux foudroyants, c'est le premier stade de la fièvre qui domine. Il survient chez le malade un froid excessivement intense qui a une durée très-considérable. Mais, dans les cas qui nous occupent maintenant, ce froid est en général suivi des deux autres stades de chaleur et de sueur, ce qui n'arrive pas d'ordinaire dans les accès algides foudroyants, où la réaction ne peut se faire ou se fait incomplétement. L'apparition du second stade influe donc notablement sur le pronostic, puisqu'elle permet le plus souvent d'annoncer une issue heureuse. Comme nous avons eu déjà occasion de le dire en traitant des accès bénins, dès que la durée du frisson dépasse une heure, on doit se tenir fortement sur ses gardes.

M. Velpeau (*loc. cit.*) parle d'un homme qui, après chaque cathétérisme, était pris d'un violent tremblement avec fièvre et délire, et chez lequel l'introduction de la sonde, quoique facile et non douloureuse, dut être suspendue.

M. Dupuy, chirurgien de l'hôpital Saint-André de Bordeaux, a publié, dans *l'Union médicale de la Gironde* (1859, p. 441), un certain nombre d'observations d'uréthrotomie, parmi lesquelles j'en citerai ici une qui a trait à mon sujet.

OBSERVATION II.

Il s'agit d'un rétrécissement fibreux ancien qui amenait souvent une ischurie complète. On débuta par la dilatation progressive, dont on fit trois séances, sans amener d'accidents. A la quatrième séance, on voulut se servir de la dilatation forcée, et on employa une pression considérable. «Le soir, dit M. Dupuy, je trouve le malade en proie depuis quatre heures à un tremblement violent; j'en ai rarement observé d'aussi intense.» Le froid fut suivi des stades de chaleur et de sueur, et la fièvre disparut pour ne plus revenir; le malade fut soumis à l'uréthrotomie et guérit sans accidents.

Forme typhique. Ici la scène débute encore par un froid intense; mais ce qui domine la situation, ce sont tous les symptômes de la fièvre typhoïde, céphalalgie, stupeur, délire, douleurs abdominales, etc.; ce n'est pourtant qu'un accès de fièvre contre lequel on emploiera souvent avec succès l'antipériodique ordinaire. L'observation suivante, empruntée à un mémoire sur la lithotripsie (1844), du regrettable professeur Chaumet, de Bordeaux, prouvera en même temps et la nature de l'accès et l'efficacité du remède.

OBSERVATION III.

N..... (Sébastien), de Soulzmath, entre à l'hôpital Saint-André, salle 18, n° 21, le 3 mai 1843; tempérament nerveux, constitution robuste.

Depuis trois mois environ, cet homme éprouve des douleurs dans la région lombaire; d'abord légères, elles se sont aggravées peu à peu et étendues à la vessie et à l'urèthre.

Depuis à peu près quinze jours, il n'urine que goutte à goutte; le liquide est trouble, mêlé de mucosités; éjection non douloureuse, mais amenant de la démangeaison au bout de la verge et la nécessité de tirailler le prépuce.

Pas d'hérédité calculeuse, pas d'introduction de corps étranger dans la vessie.

Le jour de l'entrée, persistance des douleurs uréthro-vésicales et néphrétiques.

Une sonde d'argent introduite dans le canal fait reconnaître un peu d'engorgement du col de la vessie et la présence dans le bas-fond vésical d'un corps dur, petit et fuyant avec facilité.

Diagnostic. Calcul vésical.

11 mai. Après un traitement préparatoire par les émollients et les antiphlogistiques, première séance de lithotripsie.

Le col se resserre spasmodiquement sur le litholabe et empêche complétement son action. La séance est suspendue.

Immédiatement après, au moment d'aller au bain, «frisson très-marqué, tremblement dans tous les membres, impossibilité de se réchauffer; en un mot, tous les caractères d'un accès de fièvre intermittente. Cet état dura quatre heures environ et fut suivi de chaleur très-forte; sueurs très-abondantes, stupeur, abattement général, délire dans la nuit, langue couverte d'un enduit blanchâtre, épigastre et ventre douloureux, céphalalgie très-forte, respiration par moment gênée.» On applique quelques sangsues à l'épigastre; on donne chaque jour sulfate de quinine, 0,50, avec extrait de quinquina, 2,00; cette thérapeutique fut suivie d'un calme parfait. Le calcul fut broyé dans une seconde séance et ses fragments sortirent avec les urines.

Les accidents se calment peu à peu. Le malade sort guéri le 1er juin.

Le cas suivant, emprunté à M. Reybard, ne m'a pas paru assez caractérisé pour lui assigner de forme spéciale. J'ai cru cependant devoir le rapporter, parce qu'il présente certaines particularités intéressantes sur lesquelles je reviendrai.

OBSERVATION IV.

Il s'agit d'un homme de 58 ans, d'un tempérament lymphatique, opéré de l'uréthrotomie par M. Reybard pour un rétrécissement venu à la suite de plusieurs gonorrhées; de suite, après l'opération, il fut pris d'une violente hémorrhagie qu'il fallut arrêter par une compression. Une sonde fut mise à demeure dans la vessie.

La même nuit (7 mars 1848), léger accès de fièvre sans hémorrhagie; légère tuméfaction au périnée.

Le 8, nouvel accès à propos d'une sonde qu'on veut remettre à demeure et qu'on est obligé d'enlever.

Le 9. Pas d'accès. Le cathétérisme rappelle l'hémorrhagie, qu'on combat efficacement par la compression. — Émollients et résolutifs.

Le 10. Accès; nouvelle hémorrhagie due au cathétérisme. — Même traitement.

Le 11. Accès plus fort ; hémorrhagie moindre par cathétérisme. — Quinine.

Le 12. Pas de fièvre. — Pas de cathétérisme.

Le 13. Pas de fièvre la nuit. Le malade se lève pour uriner et est pris d'un accès avec hémorrhagie, qui s'arrête par la formation d'un caillot dans le canal. — Pas de cathétérisme.

Le 14. Nouvel accès avec hémorrhagie, qui est plus abondante, parce que la compression a été mal faite. — Quinine à plus haute dose, limonade vineuse, bouillon.

Le 15. Ni fièvre ni hémorrhagie, malgré le cathétérisme. — Même prescription.

Le 16. Fièvre et hémorrhagie. — Injections astringentes, le reste *ut supra*.

Les 19, 20 et 21, ni fièvre ni hémorrhagie.

Les 22 et 23. Hémorrhagie tous les matins. Le malade guérit.

Cette observation est intéressante à plus d'un titre. La forme pernicieuse qu'ont revêtue les accès s'explique assez facilement. Rien d'étonnant qu'un sujet naturellement pâle et lymphatique, ayant été atteint, de suite après l'opération, d'une hémorrhagie violente, soit plus exposé à la forme pernicieuse des accès ; enfin il n'est pas jusqu'au type très-manifestement double-quarte qui n'ajoute par sa rareté de l'intérêt à cette observation.

Forme gastrique. C'est M. Perdrigeon (thèse, p. 25) qui nous fournira un très-remarquable exemple de cette forme de fièvre pernicieuse uréthrale ; voici le résumé de son observation :

OBSERVATION V.

Un homme d'une bonne constitution est admis dans le service de M. Denonvilliers, le 24 juin 1850, pour un rétrécissement de la région membraneuse. On le traite, jusqu'au 10 juillet, par la dilatation progressive, qui permet de lui introduire successivement sans accident des bougies de Charrière, du n° 4 au n° 14.

10 juillet. Le chirurgien passe sans difficulté une bougie n° 15. La nuit, accès de fièvre.

Le 11. Il est dans la période de sueur ; pouls fort, à 110 pulsations. — Bain prolongé, saignée, diète, émollients.

Le soir, douleurs de ventre, abdomen tendu, constipation. — Lavement purgatif; plus tard, lavement laudanisé camphré.

Le 12. Nouvel accès la nuit; douleur abdominale disparue. — Nouvelle saignée; le reste *ut supra*.

Le soir, sulfate de quinine, 1 gr. 75.

Le 13. Accès moins fort, moins d'abattement; langue blanche. — Une portion; tartre stibié et ipéca.

Le soir. Vomissements, diarrhée abondante; pouls petit, fréquent; prostration. — Sulfate, 2 gr.

Le 14. La diarrhée et les vomissements n'ont pas cessé et le sulfate a, par suite, été rejeté; nouvel accès très-intense la nuit. — Potion antivomitive.

Le soir, pas d'amendement. — Sulfate, qui est rejeté.

Le 15. Délire la nuit; mort le matin.

Pendant tout ce temps, pas de douleur perinéale ni prostatique; miction facile, mais diminuée.

Autopsie. Tous les organes sont sains; la rate seule est notablement hypertrophiée et d'une telle diffluence qu'elle se réduit en bouillie à la moindre pression. Cet état contraste avec le bon aspect des autres viscères.

L'urèthre est sain et ne présente qu'un peu d'épaisseur et de rugosité de la muqueuse au niveau du rétrécissement.

La complication gastrique se montre ici dès le premier accès; disparue momentanément, elle reparaît au troisième pour devenir de plus en plus grave, résister à tous les moyens employés ou les rendre inefficaces en les expulsant de l'organisme, et amener enfin une issue fatale.

Dans l'observation suivante, que nous empruntons à M. Reybard (ouvr. cité, p. 518), nous trouvons une corrélation vraiment remarquable entre l'exacerbation des symptômes pectoraux et l'apparition des accès; c'est un curieux exemple de la prédominance du génie périodique une fois qu'il a fait invasion dans l'organisme. Nous n'avons pas cru néanmoins devoir ranger ce cas sous le nom de *forme pneumonique*, parce que la longue course faite à pied de suite après l'opération pourrait très-bien avoir produit accidentellement une pneumonie.

OBSERVATION VI.

Nous avons affaire ici à un rétrécissement, suite de rupture volontaire du canal dans une chaudepisse cordée, et traité deux fois par la dilatation qui avait produit des accès de fièvre.

L'uréthrotomie est pratiquée, le 13 février 1845, sans douleur ni hémorrhagie; Quelques heures après, le malade, qui avait beaucoup fatigué pour rentrer à pied chez lui, est pris d'un violent accès de fièvre; frisson de quatre heures, suivi des symptômes d'une pleuro-pneumonie inteuse; oppression, point de côté, crachement de sang, etc. ; de plus, hémorrhagie uréthrale.

Le 14. Pouls plein, fréquent; ecchymose considérable des bourses et du pénis. (Révulsifs, résolutifs). Le soir à huit heures, nouvel accès presque aussi violent avec redoublement de la toux, du point de côté, de l'oppression, du crachement de sang; retour de l'hémorrhagie uréthrale.

Le 15. Pouls fort, développé; beaucoup de sang a été perdu par l'urèthre. — Sinapismes, sulfate de quinine.

Le 16. Accès à la même heure; mêmes accidents. — Même traitement.

Malgré la quinine à haute dose, ces accès se reproduisent six fois.

Le malade a guéri.

L'Union médicale de Bordeaux (numéro de mars 1861) contient une curieuse observation rapportée par M. Dupuy.

Il s'agit d'un malade atteint de rétrécissement, qui se pratiquait lui-même le cathétérisme.

Quoique le canal fût fatigué, M. Dupuy y introduit une sonde assez aisément, mais non sans douleur et un écoulement de sang.

Le malade a des frissons dans le bain; il y reste néanmoins trois quarts d'heure.

Appelé quatre heures après, le chirurgien trouve ce malade en syncope; la chaleur est revenue, le pouls est à 130. Le soir, sueurs abondantes et froides ; la syncope continue. (On donne de la quinine après l'accès). Cet état dure jusqu'au lendemain. Les vésicatoires et les sinapismes n'avaient produit aucun effet. — Potion avec 1 gr., deux lavements avec 0,50 de sulfate.

Le deuxième accès est plus tardif, moins violent.

Le troisième est léger et n'est pas suivi d'un quatrième.

Quatre jours après, il survient une récidive; accès quotidiens pendant huit jours, malgré une dose de 0,80 et même 1 gr. de quinine.

La guérison s'obtient en substituant la forme liquide à la forme pilulaire.

Sans qu'on puisse dire qu'il y ait eu ici *forme syncopale*, puisque la syncope n'a été notée qu'au premier accès, il est néanmoins remarquable, et c'est le seul exemple que j'ai trouvé de ce genre, de voir la période de froid être suivie d'une syncope qui ne dura pas moins de vingt-quatre heures et résista à tous les moyens ordinaires de traitement.

Accès pernicieux foudroyants.

Nous arrivons maintenant à la série certainement la plus grave des accidents qui font le sujet de ce travail. Ici plus de salut possible pour le malade. Le début est bien toujours le même : frisson violent, fièvre intense. Mais à ces symptômes, succède une sorte de sidération telle que la mort arrive rapide et inévitable ; c'est le *sors ineluctabilis* des anciens.

Ici encore nous aurons à suivre l'accès fébrile dans les différentes formes qu'il revêt, mais nous devrons nous borner à un aveu d'impuissance quand il s'agira des moyens efficaces à lui opposer. Comme plus haut, nous commencerons à rapporter les faits auxquels nous n'avons pu assigner de forme déterminée.

Cas à forme indéterminée.

M. Reybard (ouvr. cité, p. 401) dit avoir vu plusieurs malades, à l'hôtel-Dieu de Lyon, de 1851 à 1852, emportés en moins de vingt-quatre heures par des accès de fièvre qui n'avaient pour cause qu'une séance de dilatation.

« N'avons-nous pas vu, ajoute-t-il, un de nos jeunes confrères de Lyon, qu'on traitait par la dilatation avec des sondes métalliques à tête, succomber en moins de trente-six heures dans un accès de fièvre pernicieuse, peut-être seulement parce qu'on avait passé d'un numéro faible à un plus fort ?» Le même chirurgien cite, dans la *Gazette médicale* (1850, p. 286), un cas de mort survenu dans le service de Blandin, quelques heures après une scarification. Le même malheur arriva dans les salles de M. Barrier, de Lyon, quatorze heures après une scarification (*Gazette hebdomadaire*, 1854, p. 91). M. Icard, de Lyon (thèse citée, p. 20), dit avoir vu mourir trois malades à Lyon quelques heures après qu'ils avaient subi la dilatation. Deux malades opérés par le procédé Reybard ont succombé en vingt-quatre heures sous les yeux de M. Bégin, rapporteur d'une des commissions du prix d'Argenteuil. M. Ricord est venu lui-même, en 1855, dire, à la tribune de la Société de chirurgie, qu'il avait eu à déplorer la mort d'un de ses malades, vingt-quatre heures après une scarification.

Dans la thèse d'agrégation déjà citée de M. Morel-Lavallée, il est fait mention d'un malade du service d'Auguste Bérard qui, étant sorti pour uriner quatre heures après un cathétérisme simple, mourut subitement en rentrant.

M. Jules Roux (*Gazette des hôpitaux*, 1859, p. 75) raconte l'histoire d'un de ses malades qu'il avait uréthrotomisé et qui mourut pour avoir mal passé une sonde qui se couda dans son canal.

M. Civiale (t. III, p. 540) fait mention d'un cas de mort qui lui est personnel, et qui arriva vingt-quatre heures après un cathétérisme évacuatif des plus simples effectué sans difficulté ni douleur.

Pour clore cette énumération déjà longue, je vais transcrire ici une observation empruntée à un rapport de M. Soulé fils, chirurgien de l'hôpital de Bordeaux, inséré dans les *Bulletins de la Société de médecine* de la même ville (*l'Union médicale de la Gironde*, 1859).

OBSERVATION VII.

J'ai vu, dit M. Soulé, en consultation avec un confrère, un sujet jeune, robuste, qui mourut après un cathétérisme explorateur deux fois répété, et qui s'était fait, m'assura-t-on, sans aucune difficulté, mais à la grande appréhension du malade.

L'autopsie ne fut pas faite, ajoute l'observateur ; mais la lésion du canal était certainement minime ou nulle.

Accès pernicieux foudroyants à forme déterminée.

Forme algide. Cette forme, que nous avons trouvée en tête des accès pernicieux ordinaires, reparaît ici une des premières. Ce fait n'a pas lieu de beaucoup étonner. La forme algide en effet n'est à proprement parler que l'exagération du premier stade fébrile. Or, que la fièvre, à son début, trouve l'organisme dans cette disposition particulière encore inconnue qui produit des accès pernicieux, et alors le frisson, au lieu de faire bientôt place à la chaleur, durera, s'exagérera comme dans les accès ordinaires, ou bien prédominera et tuera le malade comme dans les accès foudroyants.

Un premier fait a été publié dans la *Revue médico-chirurgicale* (t. X, p. 309); il s'est passé en 1846, dans le service d'Auguste Bérard. Il s'agit d'un malade atteint de rétrécissement, que M. Gosselin, alors chargé du service, voulut traiter d'abord par la dilatation progressive, et chez lequel il ne put en quinze jours faire pénétrer que deux fois dans la vessie de petites bougies qui ne pouvaient même pas être gardées à demeure. On eut recours, sans grande apparence de succès, à la cautérisation, qu'on pratiqua trois fois, et qui n'amena que des accès fébriles bénins. Cependant Bérard parvint un jour à passer une très-petite bougie qui put rester trois jours à demeure. La dilatation fut continuée quinze jours ; après quoi, cédant aux instances du malade, qui voulait guérir au plus vite, Bérard passa sans grande douleur deux instruments de calibre différent, suivant la méthode Perrève. Le malade resta cinquante minutes au bain. De suite après, il fut pris d'un frisson très-intense qui dura plus de deux heures, malgré les tentatives faites pour le réchauffer. L'interne de garde le trouva sans connaissance, la bouche un peu déviée. Cet état persista malgré tous les soins jusqu'au moment de sa mort, cinq heures après l'opération. A l'*autopsie*, viscères thoraciques un peu congestionnés ; viscères abdominaux sains, à l'exception de la rate, qui est volumineuse et ramollie en certains points, endurcie en d'autres.

Un peu de congestion des reins ; déchirure au niveau du bulbe uréthral, produite par l'opération ; induration des parois au niveau du rétrécissement.

Je rapporterai encore trois observations de forme algide foudroyante : l'une que j'emprunte au rapport cité plus haut de M. le

Dr Soulé ; les autres plus récentes, inédites, dont j'ai été moi-même témoin, et dont je dois les détails à l'obligeance de MM. Albert Garigat et Lugeol, internes à Bordeaux.

OBSERVATION VIII.

J'ai vu, raconte M. Soulé, un sujet jeune, bien constitué, qui, atteint d'une rétention d'urine complète, avait subi le cathétérisme avec une grosse sonde, par la méthode Mayor. L'obstacle, situé au bulbe de l'urèthre, n'avait été franchi qu'après de grands efforts qui avaient produit une immense douleur, mais pas d'écoulement de sang. Le malade fut laissé plongé dans la stupeur ; une demi-heure après l'opération, il fut pris d'un frisson intense qui dura une heure. La réaction n'eut pas lieu, et le malade mourut dans l'après-midi.

A l'*autopsie*, on ne trouva ni lésion de l'urèthre ni lésion des viscères.

OBSERVATION IX.

François X...., garde-champêtre, âgé de 65 ans, d'un tempérament sanguin mais profondément débilité, entre, le 12 novembre 1860, dans le service de clinique chirurgicale de M. le professeur Azam, de Bordeaux. Ce malade, peu intelligent, raconte qu'il a contracté au service militaire plusieurs blennorrhagies, et ne peut donner d'autre renseignement. Le jour de son entrée, il dit n'avoir pas uriné depuis trois jours. Il est facile de constater, en effet, au-dessus de la symphyse pubienne, une matité considérable. Une sonde en caoutchouc ne peut d'abord pénétrer dans la vessie ; on est plus heureux avec une d'argent, à courbure considérable, qui reste environ cinq minutes en place. Il s'écoule plus de 2 litres d'urine ; un peu de sang est adhérent aux yeux de la sonde.

13 novembre. Nouveau cathétérisme. La prostate est très-tuméfiée ; il s'écoule beaucoup de sang. —12 sangsues au périnée, 1 bain.

Le soir, le malade est mieux ; il a uriné dans le bain.

Le 14. Le malade est bien.—Infusion de quinquina, 1 bain, 1 portion.

Le soir. Le malade n'a pas uriné ; on le sonde sans difficulté.

Le 15. L'interne de la salle est appelé ; il trouve le malade dans une vive agitation, tremblant violemment, les membres glacés, la face cyanosée, le pouls petit. - Boules d'eau chaude, boissons chaudes, sinapismes.

La réaction arrive au bout d'une heure ; le pouls est à 110.

A midi et à trois heures, nouveau frisson, d'intensité toujours croissante. (Potion avec sulfate de quinine, 0,75 ; extrait mou de quinquina, 2,00.) Le malade n'a pas uriné de la journée ; il est sondé à minuit : il s'écoule 2 litres d'urine.

16 novembre. A la visite, le pouls est petit, la face cyanosée, la bouche déviée, la respiration gênée, avec de gros râles muqueux. Cet état persiste jusqu'à la mort.

L'autopsie n'a pu être faite.

OBSERVATION X.

X....., 64 ans, ferblantier, entre, le 26 octobre 1860, à l'hôpital Saint-André de Bordeaux, salle 17. Atteint d'un rétrécissement ancien, il n'urine dans le moment que goutte à goutte, ce qui a produit presque une rétention d'urine.

Le 26 et le 27, il urine un peu dans le bain.

Le 28. A la visite, le malade se plaint de souffrir davantage ; on le sonde avec un cathéter d'argent qui, au-dessous du pubis, pénètre dans une cavité autre que celle de la vessie. Le malade crie, s'agite ; la sonde entraîne après elle un peu de sang. — Bain.

La nuit, le malade est pris d'un froid tellement intense qu'il tombe de son lit. La réaction n'a pas lieu, néanmoins il survient du calme vers le matin.

Le 29, potion avec sulfate de quinine, 1,00.

La nuit, nouvel accès plus fort que le premier. Le malade y succombe.

Autopsie. Rien en dehors des organes urinaires.

A l'extrémité de la région membraneuse, ouverture d'une fausse route, très-ancienne, qui arrive jusqu'au rectum. Traces d'hémorrhagie, quelques caillots de sang ; retrécissement au même point ; prostate hypertrophiée, contenant du pus dans son lobe gauche.

Dans les trois cas, c'est le même caractère : frisson intense, très-long, accompagné des symptômes exagérés du premier stade de la fièvre intermittente. En général pas de réaction. Si, comme dans l'observation de M. Azam, on est parvenu à en obtenir une, elle est éphémère, et deux frissons successifs viennent en quelque sorte en détruire l'effet. Bien plus, le sulfate de quinine, si utile dans la première catégorie d'accès pernicieux, ne peut plus rien ici, et les malades meurent, malgré la judicieuse administration de ce remède si souvent héroïque.

Forme asphyxique. Après la forme algide, nous en trouvons une que j'appelle *asphyxique* ou mieux, peut-être, *suffocante,* et qui est en quelque sorte l'opposée de la première. Elle s'en rapproche cependant en ce qu'elle est aussi l'exagération d'un des stades de la fièvre, le stade de chaleur. Ainsi M. Civiale (t. I, p. 506) nous raconte l'histoire de ce malade de l'hôpital du Midi, qui, après une scarification non difficile, mais qui parut très-douloureuse, « fut pris, après quelques heures, d'un violent frisson, auquel succéda un peu de chaleur; ce fut pendant cette période de réaction que survint tout à coup une violente suffocation et qu'il mourut. » L'autopsie ne put rendre raison de cette issue funeste.

Nous trouvons dans M. Mercier (*Recherches sur les maladies des organes urinaires,* p. 463) le fait de ce malade de Sedan, qui, ayant subi la section du col de la vessie, succomba tout à coup à la fin du quatrième jour à un étouffement imprévu, avec pouls d'une petitesse, d'une fréquence extrêmes, et cœur insensible.

Forme typhique. La *Gazette hebdomadaire de médecine* (1857) rapporte l'observation suivante, que j'emprunte à l'ouvrage de M. Philips (p. 109).

OBSERVATION XI.

Le 15 juin, à huit heures du matin, un malade de 63 ans, de taille moyenne, d'un tempérament bilioso-sanguin, d'une bonne constitution, fut examiné pour des rétrécissements. La bougie fut arrêtée à la portion membraneuse. Ne pouvant dépasser l'obstacle, l'instrument fut retiré. Quelques minutes après, le malade eut des bâillements et des pandiculations, les poils de ses bras et de ses mains se hérissèrent, et il eut un frisson. Alors apparurent tous les symptômes d'une fièvre pernicieuse typhique. Un traitement énergique fut inutile; vers dix heures du soir, transpiration d'une heure. — Mort le 16, à quatre heures du soir.

Autopsie. Organes abdominaux teints de sang; rate tuméfiée, de consistance altérée, se déchirant quand on l'attire, adhérente par sa face postérieure au péritoine, ressemblant à de la lie de vin.

Prostate hypertrophiée; obstacle à un travers de doigt de l'orifice vésical. Reste du canal intact.

Nous trouvons, dans les leçons orales déjà citées de M. le professeur Velpeau, des exemples de forme pernicieuse, tétanique et choLériforme.

OBSERVATION XII.

Forme tétanique. Il y a deux ou trois ans, dit-il, un imprimeur bien portant et seulement atteint d'un léger rétrécissement de l'urèthre, entre à la Charité. A ma première visite depuis son entrée, je lui passai, sans difficulté, une bougie fine dans le canal ; le soir même, il fut pris d'un violent frisson. Le lendemain, des symptômes tétaniques se manifestèrent, et il mourut dans la soirée, vingt-quatre heures après le développement des premiers symptômes. Rien à l'autopsie.

OBSERVATION XIII.

Forme cholérique. Après ce cas si extraordinaire, dit-il plus loin, j'en observai encore deux autres. Un jeune homme fort et bien constitué entre à l'hôpital. Le lendemain du jour de son entrée, il est sondé ; dans la soirée, il est pris de frissons violents, et je le trouve, le lendemain, froid, livide, violacé, en proie à des accidents cholériformes : il meurt au bout de quarante-huit heures. A l'autopsie, je ne trouvai rien qu'un engouement pulmonaire. Rien non plus à l'autopsie du second.

Accès pernicieux compliqués.

La série d'accès pernicieux à physionomie très-spéciale, qui avaient été indiqués par M.Perdrigeon (thèse, p. 30), mais sur lesquels M. Civiale vient d'attirer plus particulièrement l'attention dans le tome III de sa 3ᵉ édition, ont avec raison reçu le nom d'*accès compliqués.* Ils ont en effet pour caractère commun de s'observer chez des sujets atteints de maladies chroniques des voies urinaires, et, selon M. Civiale, d'avoir été précédés, avant tout traitement chirurgical, d'accès de fièvre dus uniquement à la maladie des voies urinaires.

Nous sommes donc amené incidemment à dire un mot de ces accès indépendants de toute opération ; nous n'en dirons que fort peu de chose, n'ayant à nous en occuper qu'en tant qu'ils sont liés aux accès compliqués qui succèdent aux opérations sur l'urèthre. Il n'est pas douteux que certaines maladies chroniques des voies urinaires n'amènent, sans qu'il y ait eu intervention chirurgicale, des accès de fièvre à type intermittent irrégulier.

Je dois à l'obligeance de M. le professeur Gintrac père, de Bordeaux, de pouvoir rapporter quatre cas de ce genre tirés de sa pratique particulière. Il a bien voulu, quoique n'en ayant pas les observations, me les raconter de mémoire. Cette circonstance, jointe à ce que ces cas dataient tous au moins d'une trentaine d'années, fait qu'il ne me sera possible d'en rapporter que les détails saillants.

OBSERVATION XIV.

M. Gintrac fut consulté pour un malade atteint d'accès de fièvre intermittente à type très-irrégulier. Les préparations de quinine et de quinquina furent en vain employées. A force de chercher, on découvrit qu'il existait un écoulement uréthral chronique, contre lequel on se servit du baume de copahu. Les accès ne cessèrent pas. La méthode de Ducamp était alors nouvelle. On cautérisa, sur le conseil de M. Gintrac. Mais le malade, déjà épuisé, fut pris de rétention d'urine et mourut.

OBSERVATION XV.

Fièvre intermittente à type très-irrégulier, caractérisée par des frissons d'une excessive intensité, suivis de très-peu de sueur. Cette fièvre ayant résisté à tous les traitements rationnels, M. Gintrac, guidé par l'analogie, prie un chirurgien de sonder le malade. On découvre un retrécissement qui est traité avec succès par la cautérisation, sans donner lieu à de nouveaux accès.

OBSERVATION XVI.

Il s'agit ici d'un employé au ministère de la marine, atteint d'un retrécissement uréthral, s'accompagnant aussi d'accès de fièvre. Ceux-ci avaient également résisté aux antipériodiques sous toutes les formes. On employa la dilatation progressive, qui n'amena pas d'accès de fièvre et guérit le rétrécissement.

OBSERVATION XVII.

Le cas actuel présente certaines particularités intéressantes. Un ouvrier mécanicien avait des accès de fièvre intermittente qui avaient résisté à tous les traitements. M. Gintrac est appelé, et, soupçonnant un retrécissement, il passe en revue toutes les causes qui y donnent ordinairement lieu. Le malade affirme n'avoir été exposé à aucune de ces causes. A force de le tracasser, on apprend que, suivant les cours du Conservatoire des arts et métiers, il se rendait de très-bonne heure pour avoir une bonne place, et restait ainsi longtemps retenant ses urines. L'attention ainsi attirée, M. Gintrac découvre un retrécissement qui guérit sans accidents, par la dilatation progressive. Les accès ne se reproduisent pas.

Lallemand (*Maladies génito-urinaires,* obs. 8) parle d'un malade atteint de rétrécissement, et qui fut pris à plusieurs reprises de rétention d'urine complète, s'annonçant par un violent frisson et se terminant par d'abondantes sueurs.

L'existence d'une fièvre uréthrale, antécédente à toute manœuvre chirurgicale, nous paraît assez démontrée par ce qui précède. C'est cette fièvre qui, exaspérée par les manœuvres chirurgiçales, amènerait, suivant M. Civiale, les accès pernicieux compliqués. Mais une chose que n'avait pas remarquée M. Civiale, et que les observations précédentes nous démontrent, c'est que, loin d'exaspérer les accès antécédents, la manœuvre chirurgicale les fait quelquefois disparaître en même temps que leur cause productrice. Nous trouvons encore la confirmation de ce fait dans une observation de catarrhe vésical produit par un rétrécissement, et où l'uréthrotomie enlève à la fois et le rétrécissement et des accès de fièvre intermittente (Payan, d'Aix ; *Revue médicale,* 1840, p. 229).

Quoi qu'il en soit d'ailleurs de ce qui précède, il est certain que, dans la plupart des cas, la fièvre antécédente n'étant que l'expression d'un état morbide grave du sujet, la manœuvre chirurgicale ne pourra qu'exaspérer cet état. Il y aura donc tout avantage, et c'est là le côté véritablement pratique de la question qui nous occupe, à reconnaître la fièvre antécédente, pour en tenir compte dans le traitement de la maladie, dont elle est un indice.

La possibilité de la reconnaître et de la traiter constitue deux questions qui devront nous occuper aux articles *Diagnostic* et *Traitement*. Pour le moment, nous devons, après avoir constaté son existence, en faire complétement abstraction et arriver à décrire les accès pernicieux compliqués, c'est-à-dire ceux que provoque la manœuvre chirurgicale chez des sujets atteints de maladies chroniques graves des voies génito-urinaires, qu'on ait ou non constaté chez eux la fièvre antécédente.

Ici il sera nécessaire, avant d'entrer dans le détail des diverses formes qui ont été observées, de donner des accès compliqués une description générale, leur physionomie très-distincte et des accès bénins et des autres accès pernicieux n'exposant pas à d'inutiles redites.

Description.

M. Perdrigeon (thèse, p. 30) me paraît très-bien exposer ce qui se passe dans ces cas-là : « Un vieillard, dit-il, atteint depuis longtemps d'un catarrhe ou de calculs de la vessie, d'une cystite chronique, d'une pyite rénale, etc., se présente à vous pour se faire traiter d'un rétrécissement, ou tout simplement pour se faire sonder, parce qu'il a la vessie paresseuse et qu'il n'urine plus que par regorgement ; vous le sondez, il est pris d'un violent frisson suivi de chaleur et de sueur. » Ce sont ces mêmes malades chez lesquels, d'après M. Civiale, il s'est opéré de longue main un travail morbide qui se manifeste par un amaigrissement plus ou moins rapide, par des troubles fonctionnels et surtout par cette fièvre qui nous a occupés plus haut, et qui sera exaspérée par l'opération qu'on va pratiquer. Après l'opération, ce seront encore des accès de fièvre à type intermittent, mais avec un aspect à eux et qui doit nous arrêter un instant.

Les accès ne sont pas franchement délimités : il y a plutôt une espèce de fièvre lente, continue, à exacerbations irrégulières; celles-ci présentent elles-mêmes des particularités à noter.

Le frisson manque ou est irrégulier, partiel, intermittent, entre-coupé de bouffées de chaleur, ou prolongé avec état de malaise, d'abattement. La chaleur qui suit est sèche, brûlante. Enfin la sueur n'est plus franche, abondante, soulageant le malade; ce sont de petites sueurs partielles, irrégulières, froides plutôt que chaudes, fatigantes, ne terminant pas l'accès, mais faisant place à une fièvre moins forte. Pendant tout ce temps le malade est sous le coup d'un malaise général, de douleurs vagues au périnée, aux lombes, à l'hypogastre. La miction est troublée, la digestion difficile, la face altérée, la prostration notable. Si les accès ont d'abord été bien limités, ils reparaissent bientôt de plus en plus irréguliers, et on n'a plus qu'une fièvre continue avec paroxysmes. Le malaise, l'abat-tement, persistent dans l'intervalle.

Pour joindre le fait à la description, nous allons reproduire l'ob-servation que M. Civiale donne, avec raison, comme type de ces cas compliqués (t. III, p. 552).

OBSERVATION XVIII.

Lefèvre, 53 ans, entre à l'hôpital le 25 août 1850. Blennorrhagie très-an-cienne. Depuis cinq ans, efforts pour chasser l'urine; celle-ci est claire, dépose une couche ténue de mucus. Parfois, douleurs hypogastriques. Le chirurgien et le malade ont cinq ou six fois introduit des sondes ou des bougies sans dou-leur ni difficulté. A l'entrée, le malade est dans de bonnes conditions. Excrétion urinaire seule difficile à cause d'un rétrécissement situé sous l'arcade pubienne.

Le 26. Une bougie conique s'engage dans le rétrécissement. On la remplace par une petite sonde d'argent qui traverse sans douleur le rétrécissement.

Le 27. Une sonde ordinaire vide la vessie. Quatre jours de mieux; légère dou-leur en urinant.

3 septembre. Frisson de trois heures; transpiration une partie de la nuit.

Le 4. Fatigué à la visite, le malade est pris à 11 heures d'un frisson qui dure deux heures et est suivi de trois heures de sueur.

A 7 heures du soir, troisième frisson jusqu'à 10. Transpiration toute la nuit.

Le 5. Affaiblissement. A 11 heures et à 7 heures, nouvel accès.

Le 6. A la visite, soif légère; peau douce, fraîche, pouls normal.—Quinine.

A 11 heures, frisson de deux heures; pas de sueur.

A 7 heures, *idem.*

Le 7. Le malade est plus faible, agité. L'urine s'écoule facilement toutes les deux heures, elle est légèrement foncée.

Deux accès aux mêmes heures; pas de sueur.

Le 8. A la visite, traits altérés, prostration, langue sèche; teinte jaune plus prononcée de la peau et des conjonctives; pouls petit, fréquent; miction facile, urines jaunes. Les accès ont disparu, mais la langue et la bouche sont sèches. Pouls à 120; miction douloureuse. Légère tuméfaction en arrière du scrotum, sur la ligne médiane, qui indiquait une infiltration au début.

Le 10. Accès disparus, état-général très-inquiétant, état local plus grave; extension de l'infiltration malgré de longues et profondes incisions. Mort trois jours après.

Autopsie. Infiltration de pus, d'urine et de sérosité dans le tissu cellulaire du pénis, n'atteignant pas le scrotum; infiltration légère au devant du pubis. Par l'incision périnéale, on arrive dans une poche allongée qui laissait voir l'urèthre comme disséqué.

Vessie remplissant tout le petit bassin, offrant un diverticulum formé par une cellule distendue; uretère droit dilaté. Rein droit réduit au tiers de son volume; rein gauche hypertrophié.

Rétrécissement à la partie postérieure de la région prostatique. Immédiatement en arrière, plaque d'un centimètre, ressemblant à une végétation et que vingt-quatre heures de macération firent tomber. En avant du rétrécissement, deux ouvertures communiquant avec la poche de l'abcès.

Prostate non hypertrophiée; son tissu est noirâtre, infiltré de pus.

Couche musculeuse de la vessie hypertrophiée, formant des colonnes.

Outre qu'elle nous a montré d'une manière fidèle comment se comportent les accès pernicieux qui nous occupent, cette observation justifie aussi d'une manière complète l'épithète de *compliqués* que nous leur avons imposée. Nous voyons, en effet, le sulfate de quinine parvenir à enlever les accès, mais ne pas modifier la maladie complicante, qui finit par entraîner la mort du sujet.

Le cas que nous venons de rapporter nous paraît devoir rentrer dans la forme algide. Nous en trouvons un analogue dans le *Journal de médecine de Bordeaux* (mai 1860), que nous reproduirons à propos du diagnostic.

Un autre, dont nous venons d'être tout récemment témoin dans le service de M. le professeur Denucé, nous semble donner lieu à des considérations qui trouveront mieux leur place lorsqu'il s'agira du traitement des accès compliqués.

OBSERVATION XIX.

Dans le mémoire déjà cité (p. 40), M. Chaumet raconte l'histoire d'un malade calculeux qu'il traita en 1839 et 1840, à l'hôpital Saint-André. — Le calcul, très-dur, avait 4 centimètres et demi de diamètre.

Six séances de lithotritie furent pratiquées sans accident. De la septième à la onzième, apparurent des symptômes de cystite qu'il fallut traiter par les antiphlogistiques et les émollients. L'urèthre et la vessie étaient devenus irritables, et on dut diminuer la longueur des séances. Une d'elles, plus prolongée, amena le soir même un accès fébrile fort intense qui se montra de nouveau le lendemain et se serait peut-être reproduit le troisième jour sans l'usage d'une infusion légère de quinquina et de lavements de sulfate de quinine.

Le malade quitta l'hôpital et revint tous les huit jours se faire lithotritier. Au bout de dix nouvelles séances, la guérison parut complète (16 mai 1840).

Mais un an après à peine, nouveaux accidents. Nouvelles tentatives de lithotritie par un nouveau chirurgien. La première séance fut très-péniblement supportée; la deuxième «fut suivie d'accidents si intenses que le malheureux n'y survécut que trente-six heures.»

La relation ci-dessus ne nous permet pas d'assigner une forme quelconque à l'observation. La forme nerveuse va nous fournir maintenant plusieurs observations.

M. le D\ de Saint-Germain (thèse, 1861, obs. 4) cite le cas d'un calculeux à vessie très-irritable qui, à la suite de cathétérismes préparatoires à la lithotritie, «fut pris d'accès de fièvre, accompagnés de symptômes nerveux très-prononcés;» cet état dura plus d'un mois et se termina par la mort.

Forme nerveuse. L'observation suivante nous offrira une forme analogue ; nous l'empruntons à M. Philips (ouvr. cité, p. 635).

OBSERVATION XX.

M. B....., célèbre graveur, depuis longtemps atteint de douleurs rénales avec calcul vésical, et ayant déjà subi plusieurs traitements palliatifs, se décide à se faire lithotritier. Un traitement préparatoire fut entrepris, et, après avoir bien commencé, amena, le soir du dernier cathétérisme, une vive douleur dans la région des reins ; il survint un violent frisson et un abondant pissement de sang qui dura plusieurs jours. Le lendemain matin, la langue était noirâtre, la peau très-chaude, le pouls fréquent et plein. Après un traitement approprié de six semaines, M. Civiale pratique le broiement, qui est mal supporté et amène à plusieurs reprises «des accès de fièvre incomplets et irréguliers.» Interrompu de nouveau, puis repris, le broiement amène, peu d'heures après une séance, «un violent accès de fièvre,» qui fit d'abord croire à une grave complication abdominale ; en effet, avec un violent frisson, surviennent des vomissements bilieux avec douleurs abdominales aiguës, exaspérées par le plus léger contact. Il fut vu en consultation à la fin d'un accès : une sueur chaude couvrait le corps ; le pouls était peu consistant, ondulant ; les douleurs moins intenses.

La non-persistance des vomissements, l'absence de ballonnement du ventre, la nature des douleurs, qui sont plus vives d'un côté, surtout au point d'émergence des nerfs, et s'exaspèrent en pinçant la peau, écarte l'idée d'une péritonite. On diagnostique des accès à forme névralgique. (On administre le sulfate de quinine.) Mais les douleurs ne diminuent pas, la peau se refroidit, le pouls baisse, les forces s'épuisent, et le malade meurt.

M. Bricheteau, dans le travail qu'il publia en 1847 dans les *Archives générales de médecine*, sur les fièvres intermittentes des vieillards, nous donne (obs. 2) un exemple de fièvre intermittente à type quotidien et double-quotidien, survenu à la suite de manœuvres de lithotritie, et guéri par le sulfate de quinine en lavement.

Les symptômes, quoique peu tranchés, semblent se rapporter aussi à la forme nerveuse ; ce sont l'agitation, l'insomnie, la préoccupation et même, au dernier accès, «des accidents nerveux,» non spécifiés dans l'observation. Le sujet, quoique âgé de 60 ans, ne paraissait pas avoir, avant l'opération, reçu d'atteintes graves dans sa santé générale.

M. Reybard enfin nous rapporte l'histoire d'un maître d'anglais, atteint de trois rétrécissements, et qui, après chaque séance d'uréthrotomie, était pris d'accès de fièvre avec « symptômes nerveux et délire. » Le sulfate de quinine fut administré et le malade guérit. (Obs. 6, ouvr. cité.)

Forme comateuse. M. Philips a observé lui-même un cas de ce genre, dont je vais donner le résumé :

OBSERVATION XXI.

Affection ancienne des reins; catarrhe de la vessie, calcul méconnu; opération de lithotritie; accès de fièvre à forme comateuse. Mort.

Mme C....., 70 ans, avait, depuis plus d'un an, les signes rationnels de la pierre (ténesme, hémorrhagies, urines filantes, douleurs rénales). Un premier cathétérisme ne fait pas reconnaître la présence d'une pierre, et n'amène pas d'accès fébrile.

Malgré les soins, l'état s'aggrave, et tout à coup surviennent, un matin, les symptômes du ramollissement cérébral : stupeur, torpeur intellectuelle, chute de la paupière droite, déviation à gauche de la face, coma et somnolence, etc. (On place 4 sangsues à la base du crâne.) Sueurs le matin.

Pendant deux jours, retour des mêmes accidents en s'affaiblissant; état normal le quatrième jour.

Huit jours juste après le début des accidents, ils reparaissent aux mêmes heures, et ont même durée. C'était le jeudi.

La veille et l'avant-veille du jour où devait venir le troisième accès, on administre le sulfate de quinine. Le jeudi, accès plus faible, avec somnolence, sans symptômes apoplectiformes.

Huit jours après, même traitement. Accès plus faible; il disparaît sous l'influence des mêmes moyens.

Seconde exploration qui ne fait pas découvrir de pierre. On fait des injections de nitrate d'argent à haute dose, qui amènent l'augmentation des mucosités, de vives douleurs, l'amaigrissement et la nécessité de garder le lit.

M. Philips est mandé pour faire des injections, afin de débarrasser la vessie de ses mucosités. Un examen plus attentif fait reconnaître la présence d'un calcul. La faiblesse s'opposant à la taille, le peu de capacité de la vessie au broiement, on prescrit un régime tonique et des injections d'eau tiède trois fois par jour. Au bout de cinq semaines, les mucosités ont disparu ; la malade se lève pour prendre ses repas.

On pratique avec succès une séance de lithotritie. Le quatrième jour, vive douleur à la région des reins ; retour de la fièvre, accès intermittents, puis continus rémittents. Ces accès sont amoindris par le sulfate de quinine, mais ils sont irréguliers, changent d'heure, et ne sont jamais suspendus.

« Alors parurent tous les symptômes de la fièvre à forme comateuse. » On sentit bientôt dans l'abdomen une tumeur volumineuse, douloureuse à la pression, formée par le rein gauche ; l'état comateux ne cessa plus, et la mort survint.

Cette observation est remarquable à plus d'un titre. C'est d'abord le seul cas de fièvre uréthrale, chez une femme, qui me soit connu. Outre cela, la difficulté de reconnaître la présence du calcul, le type très-exceptionnel et très-régulier des premiers accès qui reviennent tous les huit jours, l'irrégularité de ceux qui suivent la séance de lithotritie, leur transformation d'intermittents en continus rémittents, enfin l'influence qu'exerce sur eux le sulfate de quinine, sans cependant empêcher l'issue fatale, sont autant de circonstances qui offrent chacune un certain degré d'intérêt. Après ce cas, M. Philips en cite un autre où la fièvre a revêtu l'aspect cholériforme.

Forme cholérique.

OBSERVATION XXII.

Maladie ancienne des reins, catarrhe de la vessie, calcul méconnu, accès fébrile cholériforme ; mort.

M. H....., 72 ans, constitution affaiblie, souffre depuis plusieurs années de douleurs rénales et de difficulté d'uriner ; à plusieurs reprises il rend des calculs. Ses urines déposant beaucoup de mucosités, on le sonde, et on diagnostique un rétrécissement de la prostate, qu'on traite par le cathétérisme avec une grosse sonde d'étain. L'état ne s'améliore pas, et M. Philips, consulté, reconnaît un calcul vésical. (Pendant six semaines, trois injections d'eau tiède par jour.) Les mucosités ayant disparu, on broie le calcul en trois séances. Un mois d'amélioration, mais tout d'un coup recrudescence des douleurs rénales. Le lendemain, frisson violent. A quatre heures, vomissements, diarrhée incoercible; pas de chaleur, malgré tous les révulsifs. Mort à cinq heures du matin.

Nous avons affaire ici à un accès qui participe en même temps du caractère des accès pernicieux foudroyants et compliqués. En effet, le malade est depuis longtemps atteint d'une maladie grave des voies urinaires, et l'accès est précédé de douleurs rénales vives, comme si le signal partait de l'endroit depuis longtemps affecté; mais, à la différence des accès compliqués ordinaires, celui-ci, au lieu de revenir plusieurs fois avec des symptômes plus ou moins irréguliers, enlève le malade en moins de vingt-quatre heures.

Forme sudatoire.

Nous avons vu l'exagération des stades de froid et de chaleur amener les formes pernicieuses, algide et suffocante. M. Bricheteau (travail cité) va nous fournir un cas de fièvre pernicieuse où le symptôme dominant est l'exagération de la sueur.

OBSERVATION XXIII.

Un vieillard de 66 ans est atteint depuis longtemps d'une paresse de vessie; de violents chagrins contribuent à l'augmenter. On le sonde chaque jour; il se manifeste à la suite plusieurs accès de fièvre erratique. On n'administre le sulfate qu'après le cinquième accès. Le sixième paraissant grave, M. Bricheteau est appelé: «Je trouvai, dit-il, le malade en proie à une fièvre violente, avec une agitation et des sueurs excessives. Au déclin de l'accès, on donna, par portions, 2 grammes de sulfate de quinine par la bouche et autant en lavement. Cela n'empêcha pas la fièvre de redoubler la nuit suivante, malgré les dérivatifs les plus énergiques. Le malade périt dans cet accès prolongé.»

Comme le fait très-bien remarquer M. Bricheteau, la mort paraît due ici aux accès intermittents, l'état général ne paraissant pas assez grave pour l'expliquer. Il est probable que l'issue eût été toute différente si on eût plus tôt administré l'antipériodique.

M. Civiale (t. I, p. 510) nous fournit un autre cas à localisation pectorale où l'accès était en même temps compliqué et foudroyant.

Une uréthrotomie est faite avec facilité, régularité et promptitude, chez un malade ayant, outre son rétrécissement, d'anciennes fistules urinaires. Il se manifesta, le troisième jour, à la région dorsale, une douleur vague, qui se fixa bientôt sous le mamelon droit; pas de toux, mais de la dyspnée; le pouls était fréquent, le visage exprimait une douleur profonde.

On ne trouva rien, ni dans la poitrine ni ailleurs, qui donnât raison des accidents. Le malade mourut presque subitement le lendemain.

A l'*autopsie*, traces de pleurésie droite, mais surtout lésions chroniques des organes urinaires. Reins volumineux, remplis de calculs, dont quelques-uns tellement adhérents, qu'on ne les séparait qu'en déchirant le tissu; d'ailleurs, dans les reins, les uretères, la vessie, une urine épaisse, fétide, purulente. Vessie hypertrophiée, à parois noirâtres.

A la lecture de cette observation, j'avais été, je l'avoue, tenté de la rapporter aux accès pernicieux foudroyants. Les détails de l'autopsie vinrent à propos me montrer des lésions chroniques des organes urinaires que les symptômes morbides ne permettaient pas de soupçonner. C'est un de ces cas mixtes, dont le classement eût été certainement mal fait sans l'autopsie.

Nous avons vu, dans plusieurs des observations précédentes, la fièvre d'intermittente devenir rémittente; mais nous n'avons jamais observé la forme rémittente d'emblée; c'est par elle que nous terminerons la symptomatologie des accès compliqués; ce sera une naturelle transition pour arriver aux accidents inflammatoires dans lesquels le type, d'abord intermittent, devient franchement continu.

Forme rémittente.

M. Reybard nous fournira deux observations de ce genre. Dans une première, le texte est peu explicite. Après avoir décrit une opération d'uréthotomie, chez un malade qui avait été inutilement traité par la dilatation, le chirurgien ajoute : « Le malade a été complétement guéri..... des mouvements de fièvre dont il était si souvent atteint. » Mais le titre de l'observation nous fixe bien davantage ; il est ainsi conçu (obs. 34) : Rétrécissement après deux blennorrhagies ; rétention d'urine ; fièvre à type rémittent, irrégulier, avec douleur au périnée, dans le bas-ventre et aux reins.

Le moindre doute ne reste plus ici ; ce sont bien des accès compliqués à forme rémittente. Nous les trouvons d'ailleurs beaucoup mieux décrits dans la 22ᵉ observation du même.

OBSERVATION XXIV.

Il s'agit d'un malade atteint de rétrécissement avec symptômes d'affection chronique des voies urinaires. La dilatation lui cause d'abord deux accès de fièvre ; il est ensuite soumis à l'uréthrotomie.

Deux heures après l'opération, survient une hémorrhagie uréthrale, avec envies fréquentes d'uriner, ténesme s'accompagnant de violents efforts, douleur vive au passage de l'urine provoquant des spasmes.

A la suite, accès de fièvre caractérisée par un frisson qui a successivement parcouru toutes les parties du corps et duré près de cinq heures ; la chaleur qui y a succédé n'a presque pas été suivie de sueur. Le pouls est très-petit et fréquent (130). (Diète ; boissons émollientes, potion calmante, lavement musqué.) Le sang continue à couler goutte à goutte ; le cathétérisme, deux fois répété, n'amène pas d'urine.

Le lendemain 2 septembre. Insomnie et agitation la nuit ; œil vif ; pouls fréquent, serré ; langue sèche ; envies d'uriner ; efforts qui amènent peu d'urine, mais augmentent l'hémorrhagie ; spasmes et douleur dans l'urèthre.

Le soir. Sans que la fièvre diminue, un frisson s'est manifesté ; de peu de durée, il a parcouru irrégulièrement tous les membres. Pouls plus petit, plus vif, plus fréquent (136) ; augmentation de l'hémorrhagie. — Tilleul et valériane ; potion éthérée, musquée ; sinapismes ; 0,40 de quinine en 3 prises.

Le 3. La fièvre reste continue, mais il y a dans le milieu du jour un accès qui présente les mêmes caractères que la veille ; les sécrétions sont suspendues. — Même prescription ; laxatifs.

Le 4. Anxiété, pouls filiforme, délire fugace ; spasmes, étouffements. (Même prescription.) Sueur abondante et générale à midi. L'accès ne vient que vers cinq heures.

Le 5. Nuit moins agitée, de l'assoupissement, un peu de délire; fièvre continue.

Le soir. La sueur commence à onze heures jusqu'au milieu de la nuit; pas de nouvel accès; pouls large, 115 seulement. (Quinine à dose décroissante.) Les accès ne reparaissent plus, et la fièvre continue finit par disparaître.

Après avoir exposé aussi longuement que nous venons de le faire les diverses circonstances qui caractérisent les formes diverses d'accès pernicieux, nous avons, ce nous semble, épuisé ce que nous devions dire de leur symptomatologie. Il nous reste à revenir d'une manière générale et rapide, comme nous l'avons fait pour les accès bénins, sur le moment de l'apparition des accès, leur nombre, leur type.

La distance qui sépare le moment de l'opération de celui où apparaît l'accès diffère peu dans les diverses espèces de fièvres pernicieuses. C'est en général trois ou quatre heures après l'opération que survient le frisson; par exception (obs. 4), il n'est arrivé que la nuit de l'opération, d'autres fois le quatrième jour seulement (obs. 21).

Disons, à ce sujet, que M. Civiale a cru remarquer que, dans les cas compliqués, l'état fébrile ne s'exaspérait que plusieurs jours après la manœuvre chirurgicale (t. III, p. 556).

Quelquefois l'accès se déclare immédiatement après la manœuvre opératoire (obs. 3 et 11).

Toujours unique dans les cas foudroyants, l'accès se montre en général plusieurs fois dans les autres cas. C'est généralement entre 4 et 6 que varie le nombre des accès ordinaires et compliqués. Néanmoins ces derniers ont toujours de la tendance à être plus nombreux; ainsi nous en comptons jusqu'à 9 dans l'observation 18, et un plus grand nombre encore dans l'observation 2 de M. Bricheteau, que nous avons seulement citée à propos de la forme compliquée nerveuse. Au contraire, dans les accès pernicieux ordinaires, nous voyons deux fois (obs. 2, et cas à forme indéterminée de M. Broca) la guérison arriver après un seul accès.

Les types fébriles que revêtent les accès pernicieux sont en grande majorité le quotidien et le double quotidien.

Ce fait, qui résulte de la simple analyse des observations que nous avons citées ou mentionnées, nous l'avons trouvé relaté dans la *Pathologie générale* du professeur Chomel (p. 494). Opposant ce qu'il appelle la fièvre symptomatique à la fièvre intermittente essentielle ou paludéenne : «A mesure, dit-il, que les accès sont plus rapprochés, la proportion des cas dans lesquels la fièvre est symptomatique devient plus grande, de telle sorte que.... la fièvre double quotidienne serait toujours symptomatique, la fièvre quotidienne le serait dans plus de la moitié des cas, la tierce rarement, la quarte presque jamais.» Nous n'avons, pour notre part, trouvé qu'une fois le type tierce (obs. citée de J. Roux), jamais le type quarte. «Lors donc qu'une maladie se montre sous le type quotidien, ajoute le même auteur (p. 495), on doit porter son attention sur le point de savoir si la fièvre est essentielle ou symptomatique... C'est principalement dans les inflammations des muqueuses des voies aériennes, digestives et urinaires.... que ce type se présente. M. Trousseau (*Gaz. des hôp.* , 12 février 1861) signale la rareté du type quotidien dans les fièvres pernicieuses palustres.

On a observé le type double-quarte (obs. 4) et même le type octane (obs. 21); mais ce qui doit surtout attirer l'attention du praticien dans ces cas, c'est l'absence de type ou l'irrégularité des accès. Alors la fièvre, au lieu d'être intermittente, est continue avec des exacerbations; le pouls, toujours fréquent, le devient davantage à certaines heures, qui sont aussi celles où l'état général semble s'aggraver. Ces accès, qu'ils arrivent d'emblée ou qu'ils succèdent à d'autres, dont le type avait été franchement intermittent, décèlent une maladie ancienne des organes urinaires, et on se trouve alors en présence d'une fièvre en même temps continue, comme celle qui accompagne les cystites, néphrites, etc., et intermittente, comme celle qui succède aux manœuvres opératoires. Les symptômes de la fièvre continue se dessinent en général de plus en plus dans ces cas, et masquent ceux de l'intermittente, qui quelquefois même n'apparaissent pas, comme nous l'avons vu plus haut, à propos des fièvres compliquées qui revêtent d'emblée la forme continue rémittente. Cette tendance au type rémittent est également signalée par Chomel (*ibid.*, p. 496). Ces données d'une grande valeur ne nous fourniront toute leur utilité pratique, que lorsqu'il s'agira de la thérapeutique des accès compliqués.

DIAGNOSTIC.

Tout ce que nous avons dit à propos du diagnostic différentiel des accès bénins pourait de nouveau trouver place ici. Nous n'avons pas à y revenir, notre tâche se borne à rechercher les moyens de distinguer les diverses formes d'accès pernicieux soit entre elles, soit avec les accès bénins. Un frisson dont la durée ne dépassera pas une heure, suivi d'une chaleur puis d'une sueur franches, en un mot, la marche d'un accès paludéen simple, tel sera le type d'un accès fébrile bénin; que si le frisson dure davantage, on aura à bien se tenir sur ses gardes et à craindre l'accès pernicieux. En effet, dans tous les cas pernicieux que nous avons cités ou rapportés, c'est un frisson long et intense qui a ouvert la marche. M. Trousseau (*Gaz. des hôp.*, 12 février 1861) établit que la durée totale de l'accès fournit un élément de diagnostic entre les fièvres palustres simples et pernicieuses. Il n'en est pas de même pour les accès qui nous occupent.

Nous avons vu, en effet, la sueur, dans l'accès bénin, persister encore le lendemain.

Au symptôme frisson prolongé, qui est en quelque sorte pathognomonique, se joindront, suivant les diverses formes, divers symptômes insolites et que nous avons trop longuement exposés pour y revenir ici.

La subintrance des accès, c'est-à-dire la venue de l'un avant que le précédent soit terminé, est pour M. Trousseau un signe de nature à aider le diagnostic des accès pernicieux palustres. Sans que ce caractère soit constant dans les accès pernicieux uréthraux, nous le retrouvons cependant dans les observations 9, 18 et 23.

Étant donné maintenant un accès pernicieux caractérisé, sera-t-il possible de dire si on a affaire à un accès pernicieux ordinaire ou un foudroyant? Question très-importante au point de vue du pronostic, puisque dans le premier cas, la guérison pourra presque être annoncée comme certaine, tandis que dans le second on aura toutes chances pour que le malade succombe.

En relisant avec soin les observations plus haut relatées, on remarque qu'il est une circonstance qui fait presque toujours défaut dans les accès foudroyants, et qu'on retrouve au contraire à peu près constamment dans les cas pernicieux ordinaires, c'est la réaction succédant à la période de froid. Ainsi donc, quand on verra spontanément, ou sous l'influence des moyens que nous indiquerons plus loin, survenir, après le frisson indicatif d'un accès pernicieux, une chaleur et surtout une sueur franches, on pourra prédire presque sûrement des suites heureuses. C'est ainsi que nous voyons, entre autres, dans l'observation 2 de cette thèse, un frisson tellement intense, que M. Dupuy, dans une pratique déjà ancienne et que nous savons être très-étendue, dit «en avoir rarement observé d'aussi intense,» ce frisson être suivi de chaleur et de sueur, et ne plus se reproduire. Quelquefois, nous l'avons nous-même remarqué (obs. 9), la réaction arrive, puis le froid revient de nouveau, et presque aussitôt aggrave la situation, ou bien encore (cas foudroyants à forme asphyxique), c'est l'excès même de la réaction qui constitue le danger. Il n'en reste pas moins établi que la réaction, lorsqu'elle est franche et modérée, sert à établir le diagnostic, comme aussi elle influe favorablement sur le pronostic.

Il se produit quelquefois dans les cas les plus graves, et nous en avons an exemple (obs. 10), une sorte de calme trompeur qu'il ne faudrait pas confondre avec la réaction en chaleur et en sueur, dont il n'a d'ailleurs aucun des caractères ; ce calme ne doit en rien faire bien augurer du pronostic, puisqu'il n'est rien moins que le précurseur d'un nouveau frisson qui a le plus souvent une issue fatale.

Nous venons de voir la manière de distinguer un accès foudroyant d'un accès pernicieux ordinaire. Demandons-nous maintenant s'il sera facile de distinguer un accès foudroyant d'un accès pernicieux paludéen. Il faut avouer que, à part le fait d'une opération préalable dans les cas qui nous occupent, les symptômes actuellement appréciables sont à très-peu près les mêmes. Il n'y aura donc que les antécédents du malade qui pourront fixer.

La marche rapide du mal empêche d'ailleurs le plus souvent d'établir un diagnostic, et l'erreur est d'autant plus inoffensive pour le malade, que dans les deux cas, le traitement consiste à administrer, si on arrive à temps, le sulfate de quinine à haute dose.

Quant aux erreurs que pourraient faire commettre les formes diverses que revêtent les accès, erreurs qui consisteraient à prendre la forme pour le fond, et à diagnostiquer, par exemple, un choléra, un tétanos, une fièvre typhoïde, etc. etc. , elles seraient d'autant plus funestes, qu'on n'attaquerait pas le génie intermittent qui domine évidemment la scène morbide. Mais cette erreur sera rendue difficile, sinon impossible, par le commémoratif récent d'une opération sur l'urèthre, et par l'invasion toujours brusque des symptômes qui donnera à la maladie une physionomie insolite, et appellera par cela même l'attention du médecin. De plus, durant l'apyrexie, il y aura amélioration notable ou disparition complète des symptômes, ce qui n'arriverait pas dans la maladie simple.

Nous arrivons maintenant au diagnostic des accès compliqués ; nous avons déjà dit qu'ils avaient pour caractères de se produire à la suite d'une opération chez des sujets atteints de maladies chroniques des voies urinaires. La nécessité, pour le praticien, de reconnaître, avant de tenter une manœuvre opératoire quelconque, l'existence de ces maladies, ressortira de ce seul fait qu'elles constituent évidemment une complication avec laquelle il faut compter ; mais cette nécessité, que nous ne faisons que mentionner ici , deviendra bien plus évidente encore, quand nous verrons, à l'article du traitement , que la maladie préexistante est la seule indication que nous ayons entre les mains d'un traitement préalable, auquel le malade devra souvent son salut ; que d'autres fois au contraire elle contre-indique par sa gravité toute manœuvre opératoire. Pour ces causes, nous devons donc nous occuper des moyens de reconnaître la maladie préexistante.

A ce sujet, nous avons établi qu'il existait une fièvre à type intermittent qui constitue souvent une manifestation de la maladie chronique des voies urinaires antécédente à toute opération. A l'appui de cette assertion, nous en avons cité plusieurs exemples tirés d'une pratique célèbre. D'autres fois c'est une fièvre à type plus ou moins continu, ou du moins sans variations constantes, mais tenant aussi à une maladie grave des voies urinaires. Occupons-nous successivement du diagnostic de ces deux manifestations.

Lorsqu'il y a de véritables accès intermittents, la tendance naturelle de l'esprit doit être de croire à une fièvre intermittente essentielle, qui est bien autrement commune en général. De plus, comme le fait très-bien remarquer Chomel (*loc. cit.*, p. 496), « Les symptômes locaux de la phlegmasie, de l'abcès, sont obscurs, échappent facilement au médecin qui ne les cherche pas ; quelquefois même ils ne se montrent pas à celui qui les soupçonne et emploie pour les découvrir tous les moyens connus d'exploration.» Néanmoins il y aura un ensemble de symptômes qui pourront mettre sur la voie ; nous les avons cités à l'article du diagnostic des accès bénins avec les accès paludéens. Ajoutons encore avec M. Chomel : « qu'en interrogeant le malade et les assistants, on parvient quelquefois à apprendre qu'antérieurement à l'affection actuelle , il existait déjà quelques dérangements dans les voies urinaires..... »

Remarquons enfin que l'inefficacité des antipériodiques, toujours observée dans ces cas (obs. 14, 15, 16, 17), sera encore un élément de diagnostic.

Si le diagnostic est, comme nous venons de le voir, si difficile alors que la maladie préexistante se manifeste par des accès intermittents tranchés, que sera-ce donc quand ceux-ci seront remplacés par une fièvre subcontinue à peine sensible et réelle pourtant, par de simples malaises, des douleurs vagues dans les régions lombaire et pubienne, en un mot, par les symptômes lents et peu tranchés de l'absorption urineuse que nous n'avons pas à mentionner ici, et dont une partie se retrouve, du reste, dans la symptomatologie que nous avons donnée des accès compliqués? « Cette fièvre, dit M. Civiale dans un des nombreux passages où il traite de la difficulté du diagnostic qui nous occupe (t. III, p. 546), est rarement observée avec les soins nécessaires, tant elle est vague, variable, le praticien n'étant presque jamais appelé que lorsque l'état morbide qui la produit a fait de grands progrès : aussi passe-t-elle souvent inaperçue. » Plus loin (p. 552), M. Civiale ajoute « qu'il est presque impossible d'établir avant l'opération un diagnostic complet. » Cette impossibilité, nous sommes souvent forcés de la reconnaître. Il est, en effet, des cas où les symptômes extérieurs ne peuvent faire soupçonner les lésions qu'on trouve après une issue fatale. A l'appui de ce dire, nous ne ferons que rappeler le cas compliqué, à localisation pectorale, que nous avons rapporté ci-dessus, et nous citerons un cas du service de M. le professeur Azam qui a été publié dans le *Journal de médecine de Bordeaux* dans le numéro de mai 1860.

OBSERVATION XXV.

Un vieillard de 64 ans, atteint d'incontinence d'urine, entre, le 14 mars 1860, dans un service médical de l'hôpital Saint-André. Après trois cathétérismes évacuatifs nécessités par la plénitude de sa vessie, il est dirigé, le 16 mars, sur un service de chirurgie.

Il raconte qu'atteint autrefois de blennorrhagies, il a vu, depuis un mois seulement, sa miction devenir longue et nécessiter de grands efforts.

Depuis huit jours, l'écoulement a lieu incessamment et sans qu'il en ait conscience. Il souffre très-peu, et n'est entré à l'hôpital que pour cette incontinence. Le dernier cathétérisme a été pratiqué la veille au soir. La vessie remonte au niveau de l'ombilic. A gauche du ventre, on remarque deux vastes bosselures donnant la sensation de matité et de fluctuation. Très-peu de douleur.

La sonde est arrêtée au bulbe par un rétrécissement qu'on franchit, puis au col la douleur est vive. On retire la sonde. Le cathétérisme est assez facile après un bain.

Les jours suivants, cathétérisme assez facile deux fois par jour ; mais la douleur ne'st évitée qu'à la condition de relever le bec de la sonde en longeant la paroi supérieure du canal. Au col, il faut, pour pénétrer, une pression lente de deux ou trois minutes. Les yeux de la sonde ramènent chaque fois un peu de sang. — Pommade de belladone, bain de deux heures ; tisane de chiendent et graine de lin.

Diagnostic. Coarctation ancienne et hypertrophie prostatique avec inflammation chronique de la muqueuse du col.

Dès le 5e jour, l'urine dépose du muco-pus ; le pouls devient fréquent, et le cathétérisme de plus en plus difficile.

11e jour. On est obligé, pour arriver à sonder le malade, de faire glisser sur une bougie filiforme une sonde qu'on laisse à demeure.

Le lendemain, hypogastre plus douloureux, violents frissons la nuit, écoulement par la sonde d'une notable quantité de pus. — Potion avec sulfate de quinine, extrait de quinquina, alcoolature d'aconit.

A la visite suivante, période algide d'un accès de la dernière violence. Mort le même jour.

Nécropsie. La vessie présente quatre bosselures, deux sur la partie latérale gauche et en avant, deux également à gauche et en arrière.

Du bulbe au col de la vessie, la muqueuse uréthrale est enflammée et ramollie ; elle présente deux éraillures superficielles, dont une à la région prostatique.

La prostate a plus que doublé de volume. Le col vésical est violacé, sa muqueuse ramollie et hypertrophiée.

Il s'écoule de la vessie une grande quantité d'urine blanchâtre qui laisse sur la muqueuse une couche épaisse de pus. Le pus enlevé par le lavage, la muqueuse apparaît très-épaissie, ramollie, présentant au voisinage du col des traces d'arborisation. De plus, elle est soulevée par un grand nombre de colonnes charnues qui donnent à la surface interne de la vessie l'aspect des ventricules du cœur ; elle pénètre entre ces colonnes et va rejoindre, dans un grand nombre de points, la tunique péritonéale, formant ainsi des sinus ou cellules de toutes dimensions, depuis la grosseur d'une noisette jusqu'à celle d'une très-grosse orange. L'épaisseur de la tunique musculaire varie entre 1 et 2 centimètres, et est encore plus considérable au niveau des colonnes charnues.

« Il est certain pour moi, dit M. Azam dans les réflexions dont il fait suivre ce fait, que la maladie de cet homme remontait à un temps éloigné. » Ceci me paraît de toute évidence, mais je me demande aussi si les symptômes extérieurs pouvaient faire soupçonner les désordres que vint révéler la nécropsie, et je crois pouvoir répondre négativement. J'en dis de même pour le cas de M. Verneuil, que je rapporterai plus loin (obs. 28). Or, comme nous le verrons à l'article du traitement, ce diagnostic *a priori* est des plus importants pour régler la conduite thérapeutique.

Nous avons insisté sur le point difficile qui précède pour fixer fortement sur lui l'attention des praticiens. Nous ne prétendons pas qu'il soit toujours aussi difficile de diagnostiquer la maladie complicante, mais nous croyons qu'il est nécessaire de préciser absolument le diagnostic, et que pour cela on n'a pas trop de toute la sagacité dont on dispose. Il est, en effet, telle lésion des organes urinaires qui interdira au chirurgien toute intervention active, sous peine de hâter l'issue fatale de la maladie, tandis qu'une autre devra au contraire lui indiquer une série de précautions, grâce auxquelles il aura toute chance de voir ses efforts couronnés de succès. Nous aurons à revenir sur ce point de pratique.

Supposons maintenant le diagnostic de la maladie primitive établi, et le malade pris, à la suite d'une opération, d'accès de fièvre tels que ceux que nous avons désignés sous le nom de *compliqués,* il ne sera pas difficile certainement, à l'aide des symptômes eux-mêmes, à l'aide des signes différentiels que nous avons indiqués à propos des autres genres d'accès, de classer ceux-ci à la place qui leur convient ; mais sera-t-il facile de faire la part qui revient dans les accidents à la manœuvre opératoire et aux altérations organiques qui avaient précédé ? Le cathétérisme a-t-il été seul cause de ces accidents, ou n'a-t-il fait, comme le dit M. Perdrigeon, que donner un coup de fouet à une maladie à marche lente qui, sans lui, aurait pu encore durer longtemps ? Cette dernière opinion, qui paraît la plus vraisemblable, devra guider la conduite du médecin traitant, et lui imposer, dans des cas que nous chercherons à indiquer plus loin, et qui se rapportent surtout aux suppurations anciennes des reins, lui imposer une sage réserve.

PRONOSTIC.

Le pronostic des accès pernicieux ordinaires n'est jamais grave, à condition qu'on sache les reconnaître et qu'on soit appelé à temps pour les traiter. Si, dans un cas (obs. 5), la terminaison a été funeste, cela tient à des circonstances particulières sur lesquelles nous aurons à insister à propos du traitement.

Les accès foudroyants, leur nom l'indique assez, laissent à peine le temps de porter un pronostic.

Dans les cas compliqués, le pronostic paraît surtout dépendre de la nature de la complication. Si la complication est légère, on peut espérer une issue favorable à la maladie. Si la complication est grave par elle-même, il reste peu de ressources. C'est ainsi que dans les cas où il y a des suppurations profondes de la prostate, des reins surtout, que le traitement médical ne peut ni atténuer ni guérir, il y a tout à parier qu'il y aura, à la suite d'une opération, fièvre, et fièvre mortelle. Nous n'avons, pour en fournir la preuve, qu'à nous rapporter aux observations 18, 20, 21, 22, 25, à celle à forme pectorale de M. Civiale.

Je ne veux pas dire, pour cela, que la fièvre ne puisse seule amener la mort; nous en voyons un exemple dans l'observation 23, empruntée à M. Bricheteau.

Dans le même travail (obs. 9), M. Bricheteau raconte l'histoire d'un malade qui succomba à des accès pernicieux auxquels le médecin ordinaire avait fait peu attention, mais nous sommes persuadé que, dans le premier cas, la mort n'a été due qu'au retard mis dans l'administration de l'antipériodique, et, dans le second, à l'absence complète de ce moyen thérapeutique.

7

L'existence d'accès fébriles antérieurs à toute opération et dus à la seule maladie des voies urinaires aggrave le pronostic, en ce qu'elle implique à cette dernière un caractère déjà alarmant. Ce fait, auquel on devait s'attendre, est signalé par M. Philips (p. 632) et par M. Civiale (t. III, p. 539).

TRAITEMENT.

Avant d'aborder le traitement curatif des accidents fébriles dont nous venons de donner la description, nous devons nous arrêter à un traitement qui a pour but d'en empêcher le développement. Nous aurons à parler du traitement interne, que M. Ricord surtout a préconisé, et d'un traitement externe en quelque sorte et tout local, dont M. Civiale revendique la paternité, et sur lequel il insiste tout particulièrement.

M. Ricord, qui a refusé longtemps au sulfate de quinine toute efficacité contre les accidents fébriles uréthraux, en est venu aujourd'hui à administrer par avance ce médicament à tous les malades sur l'urèthre desquels il pratique une opération tant soit peu difficile. On le donne pendant quatre à cinq jours avant l'opération, à la dose de 40 à 50 centigr. si le malade est jeune et n'a eu aucune atteinte intermittente résultat soit du cathétérisme, soit d'une influence paludéenne; dans ces derniers cas, et si le malade est vieux ou affaibli, on pourra aller jusqu'à 70 ou 80 centigrammes dans les vingt-quatre heures.

Je n'ai pas eu occasion d'être témoin de cette pratique qui sort de la manière d'agir ordinaire des chirurgiens; M. Perdrigeon et M. Philips s'accordent pour en constater l'efficacité. «Dans les cas même, dit M. Philips (p. 641), qui se sont montrés rebelles, les accès étaient tellement amoindris, qu'on ne pouvait nier l'utilité du traitement préventif, et ceux qui y ont eu recours n'ont plus eu à déplorer des accidents pernicieux.» De tels avantages, affirmés par un praticien sérieux, et appuyés, comme il le dit, sur les faits observés à la clinique de l'hôpital du Midi, nous semblent l'emporter sur les désavantages que signale M. Civiale et sur lesquels nous reviendrons, et autoriser l'emploi préventif de l'antipériodique.

L'aconit a également été proposé comme moyen préventif. C'est M. James Long, professeur de chirurgie à l'École de médecine de Liverpool, qui a préconisé l'aconit (*Archives gén. de méd.*, 1858).

« J'avais à traiter récemment, dit-il, trois sujets atteints de rétrécissements uréthraux chez lesquels survenaient, après chaque cathétérisme, des accès si violents, qu'il était impossible de réussir à dilater le canal ; les moyens ordinaires étaient impuissants à les prévenir... J'eus recours à la teinture d'aconit donnée à la dose de 2 gr. dans une once d'eau, immédiatement après le cathétérisme. Chez le premier malade, le médicament fut donné après chaque cathétérisme. Il n'y eut plus de frisson, et le traitement put être poursuivi sans interruption jusqu'à complète guérison. Chez le deuxième, le résultat fut tout aussi avantageux ; une seule fois, on ne donna pas la potion ; ce jour-là, le malade fut pris d'un frisson, suivi de ses conséquences habituelles. On reprit la teinture, et le frisson ne se répéta pas, quoiqu'on eût laissé la sonde en place pendant plus d'une demi-heure.

« Dans le troisième cas, qui était le plus grave, il n'y eut pas de frissons tant que le malade prit la teinture : on la supprima, et une fois on put introduire la sonde sans accidents ; mais un troisième essai de cathétérisme fut suivi d'un frisson si violent et de symptômes locaux et généraux si inquiétants, que je n'ai pu y revenir jusqu'à présent. J'en conclus que, dans ces trois cas, la teinture d'aconit prévint, par ses propriétés sédatives, les accès de fièvre, et que, dans des cas semblables, elle pourra rendre d'utiles services. » (*The Liverpool medico-chirurgical journal*, janvier 1858.)

Ceux qui ont fait de la douleur produite par l'opération l'agent provocateur de tous les accidents vantent l'opium comme moyen préventif. Ici je suis assez disposé à me ranger contre eux avec M. Civiale, qui dit, avec raison, qu'à dose modérée l'opium n'agit

pas, et qu'à forte dose, il place le malade dans des conditions plus
défavorables pour l'opération. Ceci m'amène naturellement, puisque
d'ailleurs j'ai terminé la liste des agents médicaux proposés comme
préventifs, à indiquer les griefs de M. Civiale «contre ces praticiens»
qu'il accuse (t. III, p. 567) «d'être toujours disposés à donner la préférence aux moyens du ressort de la médecine pour la préparation
des malades. »

Nous venons de voir comment il fait justice des opiacés; quant
aux préparations de quinine, «si elles ont, dit-il, pour but unique
de prévenir la fièvre, on ne les comprend pas; elles ne sont pas ra-
tionnelles et contrastent d'ailleurs avec la théorie qu'on cherche à
accréditer sur cette fièvre consécutive.» Les derniers mots s'appli-
quent au rôle exclusif que, d'après le même auteur, on fait jouer
à la manœuvre opératoire sur la production des accidents; il veut
faire entendre que si la manœuvre est la cause unique de la fièvre,
les antipériodiques ne peuvent agir. Nous croyons, pour nous,
qu'aujourd'hui personne ne comprend cette influence de l'opération
d'une façon aussi exclusive que le dit ici M. Civiale; cette question
du reste devra nous occuper à l'étiologie. Au traitement préventif
interne qu'il exclue, comme nous venons de le voir, M. Civiale substitue un traitement à lui, traitement préparatoire, c'est le mot dont
il se sert; voyons en quoi il consiste.

Traitement préparatoire.

M. Civiale (t. III, p. 560) part de cette donnée qui lui a été four-
nie par une longue expérience, que «la fièvre que l'on observe à la
suite d'une opération est d'autant plus fréquente, plus grave et plus
difficile à guérir, que les manœuvres opératoires ont causé une plus
forte somme de douleurs et que les organes n'étaient point préparés à supporter le contact des instruments.» Ce sont ces douleurs
que le traitement préparatoire doit éviter aux malades, c'est cette
habitude du contact des instruments qu'il doit leur donner en mo-

difiant la sensibilité physiologique de la muqueuse uréthro-vésicale.
« Or, dit M. Civiale, il est constaté que le contact ménagé, régulier
et souvent répété, d'un même corps avec les surfaces muqueuses a
pour conséquence à peu près constante d'émousser la sensibilité de
ces surfaces et de modifier leur vitalité. »

On se sert de bougies molles, en cire. On porte dans l'urèthre une
de ces bougies très-fines et très-lisses qu'on retire immédiatement.
Même manœuvre le lendemain et les jours suivants. En cas d'irritabilité grande du canal, la bougie est retirée à la moindre douleur
sans même avoir pénétré profondément ; elle n'arrive quelquefois
à la vessie que du troisième au cinquième jour.

En procédant avec une extrême lenteur, sans mouvements sacca-
dés, et en ne laissant jamais séjourner la bougie, elle n'occasionne
qu'une douleur légère qui cesse bientôt et est moindre de jour en
jour. A la première bougie on en substitue une plus volumineuse
et l'on arrive très-graduellement à celles qui remplissent la capacité
normale de l'urèthre.

Pendant cette préparation locale qui exige de huit à douze jours,
le chirurgien combat l'irritation générale et les états morbides qui
peuvent exister et modifie le régime, régularise les fonctions, et, par
des observations journalières. . . . .
. . . . . . se trouve en position d'arrêter son plan de conduite.

Jamais M. Civiale n'a observé d'accidents sérieux à la suite de ce
traitement préparatoire. Pour la vessie, après avoir émoussé la sensibilité de l'urèthre, on fait tous les deux jours, pendant une, deux
ou trois semaines, des injections d'eau tiède dans ce viscère. Ici le
liquide, en même temps qu'il modifie la sensibilité de la muqueuse
vésicale par son contact, produit des mouvements alternatifs et répétés d'écartement et de rapprochement des parois qui modifient et
rétablissent leur contractilité.

Tout ce qui précède est presque textuellement emprunté à M. Civiale. A l'appui de son opinion il cite ces opérés de lithotritie chez
qui les premières séances sont douloureuses et suivies d'accidents

et où les explorations dernières, quoique longues, n'amènent ni douleurs ni accidents, pourvu que la conduite du chirurgien ait été prudente.

Ensuite le même auteur fait un parallèle entre les opérations pratiquées sur des sujets préparés ou non. Les premiers se soumettent
facilement aux manœuvres, qui sont moins douloureuses, plus faciles
à tous les points de vue, et suivies d'une réaction presque nulle. Chez
les seconds, inquiétude extrême, douleur très-vive, augmentant avec
la durée de l'opération ; contractions répétées, rendant difficiles et
la manœuvre et la perception des sensations.

Pour les suites, même différence : d'un côté, accès fébriles, rares
et bénins ; de l'autre, réactions vives, fièvres opiniâtres, accidents
nerveux graves.

M. Civiale croit pouvoir attribuer les accidents arrivés à d'autres
praticiens qui ont voulu employer son traitement préparatoire à ce
qu'ils suivent une direction différente de la sienne, quant au choix
des instruments, aux précautions que nécessite l'introduction, à
l'enlèvement immédiat de la sonde.

Pour nous, nous ne croyons pas le traitement préparatoire aussi
infaillible que veut bien le dire M. Civiale, surtout s'il était vrai
qu'il réussît en ses seules mains. Nous voyons d'abord qu'entre ses
mains mêmes il a provoqué quelquefois de graves accidents. Ainsi
dans les faits n⁰ˢ 13, 19, cités par lui à propos des phlegmasies survenues à la suite du cathétérisme uréthral, c'est le traitement préparatoire qui semble avoir provoqué ces phlegmasies. On devait
d'ailleurs s'y attendre, puisque des accidents surviennent à la suite
du cathétérisme le plus inoffensif en apparence. Il semble, de plus,
avoir exagéré l'influence des manœuvres brusques sur la production
de la fièvre, qui, nous le verrons à l'étiologie, ne paraît pas plus
souvent après ces manœuvres qu'après un simple cathétérisme. Nous
ne voyons pas néanmoins d'inconvénient à essayer de ce traitement,
sans négliger les moyens internes que nous avons indiqués.

M. Civiale (t. I, p. 503) appuie l'efficacité du traitement préparatoire de l'autorité du regrettable professeur Bonnet (de Lyon), qui lui attribuait, en 1855, devant la Société de chirurgie, la rareté des accès de fièvre qu'il avait eu à combattre.

C'est ici le lieu de rappeler un moyen que M. Bonnet proposait à la même époque pour prévenir les absorptions funestes qui se font à la surface des plaies en contact avec l'urine : la cautérisation au fer rouge, dans les cas d'uréthrotomie externe.

M. Mercier (ouvr. cité, p. 464) préconise dans le même but l'emploi d'une solution de perchlorure de fer, qu'on promènerait légèrement sur l'incision.

Ces deux procédés rentraient trop manifestement dans le traitement préventif des accidents qui font le sujet de ce travail, pour qu'il nous fût permis de ne les pas mentionner.

Traitement curatif.

M. Velpeau, dans la leçon que nous avons si souvent citée, réduisait à un aveu d'impuissance l'histoire du traitement des accidents fébriles. « Comme traitement curatif, dit-il, j'ai employé sans succès les saignées, les sangsues, les émollients, les antispasmodiques. La maladie a marché, malgré ces moyens, et dans d'autres circonstances elle s'est arrêtée d'elle-même et sans qu'on ait rien fait. »

La guérison spontanée a été notée par d'autres, surtout pour les accès bénins (Philips, p. 631). Nous l'avons vue survenir (obs. 2), même dans un cas qui offrait des caractères pernicieux. Dans un cas semblable, il ne faudrait cependant jamais compter sur une pareille issue, et, comme le dit encore M. Philips (p. 641), « on ne peut abandonner les accès à eux-mêmes que lorsqu'ils sont simples ou que leur intensité est de plus en plus décroissante. »

Examinons maintenant les ressources thérapeutiques qui peuvent nous servir à combattre activement les diverses classes d'accès fébriles, et sur la valeur desquelles nous ne consulterons que des faits, persuadé qu'en pareil cas ils parlent plus haut que toutes les théories.

Nous aurons la satisfaction de constater que le temps qui s'est écoulé depuis que le célèbre professeur de la Charité signalait ce genre d'accidents n'est pas resté stérile pour leur guérison.

Accès bénins. Le traitement, dans les accès bénins, si tant est qu'on puisse appeler ainsi quelques mesures de précautions, repose sur ce fait, que le plus souvent les accès sont définitivement jugés par une sueur abondante. C'est cette sueur qu'il faut aider ou provoquer. Dans ce but, le repos au lit, le malade étant fortement couvert, les boissons chaudes, la chaleur ambiante, suffiront amplement.

Si la sueur est malgré cela peu copieuse, et que les accès, tout en conservant leur bénignité, se reproduisent en laissant au malade un peu de malaise, de lassitude, on aura recours aux bains, aux boissons émollientes, aux lavements, à un peu de diète. C'est la conduite qui a été tenue dans le cas que nous avons rapporté comme type des accès bénins.

Je fais néanmoins une réserve à propos des bains ; si je les admets comme sédatifs, à la suite de plusieurs accès, je crois devoir les proscrire à la suite d'une opération sur l'urèthre et avant que la fièvre ait reparu. J'ai cru, en effet, remarquer une certaine coïncidence, sur laquelle je reviendrai à propos de l'étiologie, entre la production du premier accès et le séjour du malade dans un bain.

L'état saburral indiquera quelques légers purgatifs, dont on se trouvera toujours bien.

Ici, comme dans les autres catégories d'accès, on est assez unanime pour s'abstenir de pratiquer le cathétérisme et si le malade ne peut uriner qu'à l'aide de la sonde, pour éviter de la laisser à demeure. Sa manœuvre ayant dans la production de la fièvre une part que nous aurons à apprécier à l'article de l'étiologie, nous traiterons là aussi de l'opportunité ou des inconvénients qu'il y a à sonder les malades.

Accès pernicieux. Nous sommes loin d'être d'accord avec M. Perrève, qui prétend (*Rétrécissements,* p. 188), en s'appuyant sur près de douze ans de pratique, que « la fièvre uréthrale, *quelles qu'en soient la durée et l'intensité,* ne mérite jamais de fixer l'attention. » Il ne prescrit rien pour la combattre, si ce n'est quelquefois une infusion de bourrache. Nous ne pouvons partager son optimisme, et avec les médecins les plus autorisés, nous agirons plus activement.

Nous allons retrouver à chaque pas l'antipériodique par excellence, la quinine, tantôt comme moyen curatif unique, tantôt comme indispensable auxiliaire du traitement.

M. Perdrigeon, en 1853, « osait à peine prendre la parole » pour préconiser la quinine à haute dose. Nous croyons pouvoir être aujourd'hui plus affirmatif en faveur de ses bons résultats ; M. Civiale lui-même, qui se montre peu partisan de l'employer, doit bien reconnaître cependant (t. III, p. 574) que si les accès prennent la forme de la fièvre pernicieuse, il faut se hâter de recourir à la quinine à haute dose. Mais nous établirons pour son emploi des règles et des indications précises que nous avons puisées dans la lecture des diverses observations, comme aussi des contre-indications tendant à lui faire, sans la trop élargir, la part qui lui revient dans la cure des accès fébriles. Nous combattrons ainsi la tendance fâcheuse qu'on a trop généralement à réduire, comme le dit M. Civiale, « toute la question thérapeutique de la fièvre uréthrale à ces trois termes : opération, fièvre et quinine. » Cette tendance peut, dans les accès compliqués, produire de fâcheux résultats en faisant oublier au praticien la maladie complicante.

Accès pernicieux ordinaires. Dans ces cas, nous n'avons à combattre que l'élément périodique ; la santé générale est bonne, les voies urinaires assez légèrement atteintes. Aussi le sulfate de quinine agit-il seul et d'une façon presque toujours efficace. Voyons comment on l'administre, et cette indication pratique s'appliquera

également aux autres cas qui réclament l'emploi du médicament.
On débute immédiatement après le premier accès par 50 centigrammes de sulfate de quinine donnés par la bouche, et autant
dans un quart de lavement. La persistance des accès est une indication d'élever la dose jusqu'à donner dans les vingt-quatre heures
plusieurs grammes du médicament. Quand on commence à élever la
dose, il y a tout avantage à donner le sel en lavement et non plus
par la bouche. Ce fait ressort clairement d'un fait rapporté par
M. Bricheteau (mémoire cité, obs. 2). Il s'agit d'un malade atteint
de fièvre uréthrale, chez qui le sulfate de quinine, progressivement
administré jusqu'à 1 gramme, amena des accidents nerveux et des
troubles gastriques. On dut le suspendre. Mais, la fièvre étant devenue plus intense, au bout de trois jours, on se décida à administrer 2 grammes en lavement. La fièvre cessa.

Dans les cas où prédomine la forme cholérique, et où, par suite,
le sulfate de quinine ne peut être conservé, on aurait avec avantage
recours à la méthode endermique, en associant au sulfate les
opiacés.

Du reste on devra suivre les principes généraux indiqués par
M. Briquet pour l'administration du sulfate de quinine, c'est-à-dire
fractionner les doses, ne les élever que graduellement, laisser une
ou quelquefois deux heures entre chaque prise, et dix ou douze
heures entre la dernière de la veille et la première du lendemain.
Enfin élever la dose du médicament dans les cas graves, jusqu'à
l'apparition des phénomènes nerveux d'intoxication.

Comme type de l'action du sulfate de quinine sur les accès pernicieux ordinaires, nous allons reproduire une observation que nous
empruntons à M. Perdrigeon, et qui porte le n° 3 de sa thèse. N'admettant que des accès pernicieux foudroyants, M. Perdrigeon s'est
trouvé conduit à placer dans une même classe l'observation que
nous allons reproduire et celle que nous avons donnée comme type
des accès bénins (obs. 1). Or, nous le demandons à M. Perdrigeon
lui-même, peut-on rapprocher pratiquement des accès de fièvre qui

se reproduisent deux ou trois fois, et cèdent à de simples précautions hygiéniques ; et d'autres qui, malgré le traitement le plus énergique, se reproduisent à diverses reprises pendant deux mois entiers ? Je veux bien que théoriquement il n'y ait là qu'une différence d'intensité, mais il doit y avoir pour le praticien une distinction formellement tranchée, puisque les indications thérapeutiques diffèrent essentiellement. Nous ne saurions trop revenir sur ce point, que M. Civiale, partisan déclaré des moyens hygiéniques, reconnaît cependant implicitement en prescrivant l'emploi de la quinine non-seulement quand la fièvre est pernicieuse, mais encore quand elle est persistante ou que les accès redoublent (t. III, p. 574) ; en un mot, quand l'accès sort des conditions de simplicité ordinaire et devient ce que nous avons distingué avec raison, nous en sommes convaincu, sous le nom d'*accès pernicieux ordinaire*.

OBSERVATION XXVI.

Rétrécissement au niveau de la portion membraneuse de l'urèthre, cathétérisme ; accidents fébriles intermittents répétés. Guérison par le sulfate de quinine.

G..... (Nicolas), 41 ans, sorti du service militaire depuis neuf ans, bonne constitution, tempérament sanguin, entre, le 17 avril 1850, à l'hôpital Sainte-Marguerite, salle Saint-Charles, n° 31, service de M. le professeur Denonvilliers. Quatorze ans de service actif dans la cavalerie, en Afrique, sans un instant de maladie, sans le plus petit accès paludéen, maladie qui emportait cependant beaucoup de ses camarades.

Il attribue le rétrécissement qu'il porte à des courses forcées dans le désert par une chaleur atroce et à cheval, sans repos, pendant vingt-quatre heures. Il n'a jamais eu là moindre blennorrhagie.

La difficulté pour uriner, avec émission d'urine sanguinolente, l'avait, pour la première fois, frappé durant une expédition fatigante. Depuis ce moment, jet de plus en plus ténu. N'urinant plus que goutte à goutte, il s'est décidé à entrer à l'hôpital.

Une bougie (n° 3 ou 4) de Charrière arrive facilement jusqu'à la portion membraneuse, où elle est arrêtée. Le malade doit la garder une demi-heure. — Bain ; 2 portions.

Le lendemain 19. La même bougie franchit le rétrécissement. — Même prescription.

Du 20 au 30 avril, on arrive à une bougie n° 9.

1er mai. Cathétérisme, avec le n° 10, ni plus difficile ni plus douloureux que les jours précédents. La bougie est gardée une demi-heure, puis retirée par le malade. Celui-ci, sentant un peu de courbature, reste au lit contre son habitude. Deux ou trois heures après, violent frisson qui dure plus d'une heure, est suivi d'une forte fièvre avec chaleur intense. (Le soir, saignée de 500 grammes; diète: décoction de graine de lin.) Fièvre toute la nuit; le matin, sueurs abondantes qui produisent du soulagement.

Le 2. A la visite, de 120 à 130 pulsations. — Saignée nouvelle; diète; 1 bain, émulsion de graine de lin.

Dans la journée, nouveau frisson aussi intense et aussi long que la veille, suivi d'une période de chaleur intense. De 150 à 160 pulsations; urines peu abondantes, très-foncées. -

Le soir, l'état paraissant s'aggraver, l'interne prescrit: 1 gramme de sulfate de quinine en 4 pilules, 0,75 dans un demi-lavement à administrer dans la soirée. Fièvre toute la nuit; sueurs abondantes le matin.

Le 3 au matin. Le malade se trouve mieux, 100 pulsations à peine (1 gramme de sulfate de quinine en 4 pilules; bouillons). Nouveau frisson vers quatre heures du soir: il dure à peine un quart d'heure et est bientôt remplacé par une chaleur modérée. Le pouls est à peine à 100. Nuit assez calme. L'accès se termine par quelques sueurs.

Le 4. Pouls à 85. (On supprime le sulfate de quinine. Bain, bouillons et potages.) La journée se passe à peu près comme la précédente. Frisson d'un quart d'heure, suivi de chaleur et de sueurs.

Le 5 au matin. 100 pulsations. (Bouillons et potages, pas de sulfate.) Dans le courant de la journée, nouveau frisson très-violent, suivi d'une période de chaleur très-intense. A la visite du soir, le pouls bat de 140 à 150 pulsations. Fièvre toute la nuit, sueurs abondantes vers le matin.

Le 6 au matin. Malade très-abattu; 100-110 pulsations. (Même prescription que la veille.) Dans la journée, nouveau frisson très-intense, qui dure une heure au moins. Le soir, on trouve une fièvre intense, 150-160 pulsations. (1 gramme de sulfate en 4 pilules, 1 gramme en lavement.) Rien de remarquable la nuit.

Le 7. Pouls à 100. (1 gr. 50 de sulfate en 6 pilules; bouillons, potages.) La journée est bonne. Léger frisson, cependant suivi de chaleur et de sueurs.

Le 8. Le malade est beaucoup mieux. Pouls de 80-85. (1 gramme de sulfate en 4 pilules, une portion.) La journée est bonne; quelques légers frissons suivis d'un peu de chaleur et de sueurs.

Le 9. Pouls à 75. — 0,50 de sulfate, 2 portions.

Du 9 au 14. Mieux de plus en plus prononcé. — 0,50 de sulfate chaque jour.

Le 15, tout symptôme fébrile ayant disparu, on supprime le sulfate; 3 portions.

Le 20. On parvient à franchir le rétrécissement avec une bougie n° 7. Pas d'accidents intermittents.

Du 20 mai au 10 juin. On passe tous les jours une bougie sans accidents, et on arrive au n° 16 de Charrière.

Le 11. Cathétérisme comme à l'ordinaire, sans difficulté. Dans la journée, frisson violent qui dure plus d'une heure, suivi d'une période de chaleur très-intense, avec forte fièvre vers le matin du 12, sueurs abondantes.

Le 12. Pouls à 100. Malade très-abattu. (1 gramme de sulfate de quinine en 4 pilules, bouillons; pas de cathétérisme.) Frisson dans la journée, moins intense que celui de la veille, suivi de chaleurs et de sueurs.

Le 13. Pouls à 90. — Même prescription.

Du 13 au 20, on diminue peu à peu la dose de sulfate, à mesure que les accidents intermittents perdent de leur intensité.

Le 20, retour à la santé; exeat le 25.

Le fait précédent est des plus caractéristiques. Il survient après un cathétérisme des accidents fébriles intermittents qui s'aggravent, malgré l'emploi renouvelé des antiphlogistiques, des émollients. On administre le sulfate de quinine qui calme aussitôt les accidents. Ceux-ci reparaissent aussi intenses par la suppression brusque du médicament. On y revient, les accès diminuent; on diminue progressivement la dose, à mesure que les accidents sont moins intenses, ils finissent par disparaître. Nouveaux cathétérismes, accès nouveaux; nouvelle guérison par l'administration bien dirigée de l'antipériodique.

Il faudrait des préventions bien arrêtées pour ne pas voir, dans la liaison des faits qui précèdent, un rapport de cause à effet. Or cette action du sulfate de quinine, nous la retrouvons sinon aussi évidente, du moins très-manifeste dans tous les cas d'accès pernicieux ordinaires que nous avons relatés. Un seul fait exception : c'est celui que nous avons rapporté dans l'observation 5 de ce travail ; mais cet insuccès s'explique facilement par la forme même des accès qui étaient accompagnés de vomissements et de déjections alvines incessantes. Dans ces circonstances, le sulfate de quinine, rejeté de suite après qu'il avait été administré, ne pouvait agir par cela même. Je suis persuadé qu'administré par la méthode endermique, il aurait réussi à enrayer les accès. Je trouve la preuve de ceci dans l'observation même, où je vois en effet que l'administration du sulfate, faite une première fois, alors qu'il n'y avait encore ni diarrhée ni vomissements, avait été suivie d'un accès moins intense.

Je suis donc autorisé à tirer cette conclusion, que le sulfate de quinine, employé selon les cas par la bouche, l'anus ou la voie endermique, est le véritable spécifique des accès pernicieux ordinaires, celui qui en arrête, j'ose presque dire toujours, la marche et les progrès ; dans les cas que nous allons examiner, l'action du sulfate de quinine est loin d'être aussi efficace.

Accès pernicieux foudroyants. Nous avions tout à l'heure un moyen de guérison que nous avons déclaré presque infaillible. Devant les cas qui nous occupent maintenant, nous sommes obligé de confesser notre impuissance. « Dans ces circonstances, dirons-nous avec M. Civiale (t. III, p. 548), toutes les combinaisons de l'art sont renversées ; le malade est foudroyé, et le chirurgien, stupéfait par cet événement soudain, ne se rend pas compte de ce qui se passe sous ses yeux. » Ajoutons que dans les cas où le temps écoulé entre le premier frisson et la mort a permis au praticien d'agir, son intervention a toujours été inutile. Voyons plutôt les faits : « Dans l'observation de forme algide du service de Bérard, les révulsifs ont été inutiles. Dans l'observation 9 on y a joint, sans plus de succès, le sulfate de quinine à haute dose. La réaction un instant espérée ne s'est pas montrée ; observation 10, même insuccès de l'antipériodique ; observation 11, traitement énergique dont on n'indique pas la nature, issue funeste après un semblant de réaction.

Comme on le voit, le total est des plus déplorables, mais ne devra pas pour cela condamner le praticien à l'inaction. Il devra en tout état de choses, et guidé par l'analogie, administrer, s'il en est temps, le sulfate de quinine à haute dose. C'est ici que le *melius anceps quam nullum* trouvera sa juste application.

Accès antérieurs à toute opération. Un mot du traitement de ces accès, quoique leur histoire soit un peu en dehors de celle des accès consécutifs à une opération. Nous l'avons vu suffisamment (obs. 14, 15, 16 et 17), ces accès sont parfaitement réfractaires aux antipériodiques ; un fait très-curieux, que nous allons rapporter dans un instant, viendra encore à l'appui de cette assertion.

Quelques praticiens se sont mieux trouvés des éméto-cathartiques et des émétiques.

M. le Dr Levieux, médecin de l'hôpital Saint-André de Bordeaux, racontait il y a peu de temps, devant moi, un fait de sa pratique, dans lequel des accès de ce genre, réfractaires aux préparations de quinine, avaient cédé à l'emploi d'un éméto-cathartique.

Mais la conduite la plus sûre dans ces cas est d'attaquer directement la maladie qui produit les accès. Nous avons vu la cautérisation (obs. 15), la dilatation progressive (obs. 16 et 17), amener la guérison.

Il semble étonnant, au premier abord, que la manœuvre opératoire, qui a, comme nous le verrons, une si grande influence sur la production de la fièvre après l'opération, puisse faire disparaître celle qui existe auparavant. Il y a ici une distinction très-importante à faire. Si la fièvre est due à une altération organique des organes profonds de l'appareil urinaire, prostate, vessie, reins, il est certain que l'introduction d'un instrument ne pourra qu'irriter ces organes déjà malades et exaspérer la fièvre. L'observation 14 nous en fournit un exemple. Aussi, dans ces cas, faudra-t-il épuiser, préalablement à toute opération, la série des moyens émollients, antiphlogistiques, révulsifs, à l'aide desquels on pourra espérer amender cette lésion organique, et en cas de non réussite, ne pas tenter d'opération, sous peine d'amener de véritables accès compliqués. Mais, si la fièvre n'est due qu'à un obstacle matériel, bride, valvule, rétrécissement gênant le cours des urines, enlevez cet obstacle, et du même coup vous guérirez la fièvre : les trois faits de M. Gintrac en font foi. Au moment même où j'écris ces lignes (février 1861), je suis avec intérêt, dans le service de M. le professeur Denucé (salle 18), un malade qui était entré dans le service avec des rétrécissements multiples amenant assez souvent de la dysurie et des accès fébriles intermittents très-tranchés. On lui a pratiqué l'uréthrotomie. Aujourd'hui on passe sans difficulté dans son canal de grosses sondes, et les accès n'ont pas reparu depuis l'opération. Il y a plus : il pourrait arriver, dans un cas semblable, que la manœuvre opératoire provoquât des accès, mais ce ne seront plus les accès primitifs, car ils céderont aux antipériodiques. M. Mercier (ouvr. cité, p. 247) nous rapporte un fait de ce genre extrêmement curieux et que je vais résumer :

Un malade atteint de dysurie est en proie, antérieurement à toute exploration, à des accès de fièvre très-intenses, contre lesquels le sulfate de quinine reste impuissant. On l'examine, et on reconnaît l'existence d'une valvule prostatique, qu'on excise. Il survient encore, après l'opération, des accès de fièvre ; -mais l'antipériodique en fait prompte justice.

Tout se résume donc à rechercher la cause de la fièvre antécédente. Si elle est due à un obstacle matériel au cours des urines, on la guérit en enlevant l'obstacle, ou on la transforme en une fièvre d'opération qui cède aux antipériodiques. Si la cause est surtout due à une altération profonde, c'est à celle-ci qu'on s'attaque d'abord.

Accès pernicieux compliqués. Ce que nous avons dit à l'article du diagnostic des accès compliqués, ce que nous venons de dire à propos du traitement des accès antérieurs à toute opération, a déjà mis en relief ce fait qu'en présence d'un malade atteint d'une affection ancienne des voies urinaires, la question qui se présente n'est plus simple, mais complexe comme la maladie. Ici, en effet, on se trouve avoir à compter avec deux choses : la maladie préexistante, l'accès de fièvre. C'est à dessein que j'ai placé en tête la maladie préexistante. C'est elle, en effet, qui me semble jouer le rôle principal dans les indications auxquelles doit obéir le praticien. Pour le prouver, je compte établir successivement :

1° Que quand la maladie préexistante n'a pas été assez grave pour modifier sensiblement l'état général, le sulfate de quinine suffit pour guérir les accès compliqués ;

2° Que si la maladie préexistante, quoique sérieuse et ayant modifié la santé générale, est accessible aux ressources de l'art, il faut avant tout la traiter ; que ce traitement une fois fait, l'accès qui résulte d'une opération, réduit à son état de simplicité, cède à l'emploi de l'antipériodique ;

3° Que si la maladie préexistante est assez grave pour qu'on ne puisse pas la guérir préalablement à toute manœuvre opératoire, ou si on ne la soupçonne que quand cette manœuvre a déjà commencé, on pourra modifier les accès que celle-ci aura provoqués, mais on n'empêchera pas que la maladie, exaspérée par la manœuvre elle-même, n'ait en quelques jours une issue fatale. En un mot, le malade sera guéri de la fièvre, mais mourra des progrès de la maladie préexistante.

Ces trois propositions, que je vais tâcher de prouver, montrent, par leur seul énoncé, que la quinine, tout en restant un indispensable auxiliaire du traitement, n'est véritablement efficace qu'autant que la maladie préexistante a pu être d'abord modifiée ; dans le cas contraire, elle est impuissante à prévenir la mort ; en un mot, comme le dit M. Philips (p. 642), «on ne doit pas oublier que le sulfate de quinine est seulement un palliatif. »

1° La maladie préexistante est légère, n'a pas produit de changement notable dans la santé générale, est passée inaperçue ou reconnue, n'a pas été traitée ; on pratique une opération sur l'urèthre, puis on a soin, comme cela a été indiqué d'une manière générale à la thérapeutique des accès bénins, de tenir le malade chaudement et au repos. Que va-t-il arriver ? Laissons parler d'abord M. Civiale :

« Dans les cas les moins graves, dit-il (p. 556), sous l'influence de cette médication ou plutôt d'une série de précautions, le calme s'établit, la chaleur revient à la peau, et l'on obtient une transpiration sans frisson préalable ; souvent elle est suivie peu de temps après d'un accès régulier plus complet, par lequel la fièvre se termine. »

M. Philips s'exprime ainsi (p. 631) : « Si la complication est assez légère pour avoir pu être un moment méconnue, les accès de fièvre peuvent ressembler aux accès simples, par leur intensité, par leur durée et par l'état d'apyrexie à peu près complet qui les sépare ; comme eux, ils peuvent céder au quinquina. Il y a néanmoins, ajoute le même auteur, des cas en apparence favorables, où les accès s'aggravent en même temps que se développent les symptômes propres à la complication. » Ces derniers cas exceptionnels et qui trompent la sagacité la plus éprouvée, nous avons insisté sur leur existence, à propos du diagnostic, et nous en avons donné un remarquable exemple (obs. 25) ; il n'en reste pas moins établi en règle, dans l'opinion des auteurs que nous venons de citer, qu'en cas de maladie préexistante des voies urinaires, sans modifications graves de la santé générale, la manœuvre chirurgicale sur l'urèthre est suivie ou d'un accès qui guérit seul, ou d'un accès cédant aux antipériodiques, comme les accès pernicieux ordinaires.

Les faits viendront aussi à l'appui de cette opinion. J'en citerai un très-remarquable, récent et encore inédit, dont j'ai été témoin dans le service de M. le professeur Denucé; j'en dois le détail circonstancié à l'obligeante amitié de M. Vizerie, interne actuel du service, et par cela plus à même que moi de noter heure par heure la marche des accès.

OBSERVATION XXVII.

Calcul vésical, lithotritie, accès fébriles intermittents ; sulfate de quinine. Guérison.

L..... (Jean), résinier, de Biscarosse (Landes), 64 ans, entre à l'hôpital Saint-André, salle 18, le 16 novembre 1860.

Bien constitué, encore vigoureux et gaillard, d'un tempérament sec et nerveux, il affirme n'avoir jamais eu de maladies graves, à l'exception des fièvres intermittentes, dont il a été atteint à plusieurs reprises et sous divers types.

Il raconte qu'il y a huit ans, il éprouva subitement des douleurs dans la région hypogastrique, avec envies fréquentes d'uriner, sensations de picotement à l'extrémité du gland. Il vint à l'hôpital, et fut soumis à des manœuvres de lithotritie. Le calcul fut broyé et rejeté avec les urines. A cette époque, dès qu'une sonde un peu grosse était introduite dans son canal, il éprouvait de longs frissons suivis de chaleur et de sueurs. Il put sortir au bout de deux mois, et aller de nouveau se livrer aux pénibles travaux de sa profession, sans ressentir, pendant plus de six ans, ni douleur ni incommodité quelconque.

Il y a un an environ, il commença à éprouver des douleurs en urinant, et s'aperçut bientôt que ses urines déposaient de légers graviers. Il fut sondé par le médecin de son pays, qui constata la présence d'un nouveau calcul. Chaque cathétérisme produisait un véritable accès de fièvre.

17 novembre. On constate, par le cathétérisme, l'existence du calcul.

Le soir, accès de fièvre ; le frisson dure trois heures.

Le 18, à la visite, le malade est encore dans le stade de sueurs. — 1 gr. 20 de sulfate de quinine en potion.

Le soir, nouvel accès moins intense ; le frisson surtout a une durée moins longue.

Le 19, 1 gr. de sulfate ; pas d'accès.

Le 20. Une sonde en gomme élastique, rapidement passée dans le canal pour s'assurer de sa perméabilité, n'amène pas d'accès. — 0 gr. 80 de sulfate.

Le 24, première séance de lithotritie. Le calcul, saisi par le brise-pierre de M. Heurteloup, dans un diamètre de 5 centimètres, est broyé, puis ressaisi et broyé de nouveau ; le tout sans grande difficulté. (1 gr. 20 de sulfate de quinine.) On recueille dans la journée des fragments de calcul ; pas d'accès.

Le 25, sulfate de quinine, 0,50.

1er décembre, deuxième séance. Les diamètres du calcul paraissent moindres ; l'instrument entraîne peu de fragments. — 1 gr. 40 de sulfate.

Le soir. Céphalalgie, très-longs frissons (de dix heures à deux heures), puis chaleur et sueurs abondantes, qui nécessitent un changement de linge.

Le 2. Le malade rend en urinant quelques légers fragments (1 gr. 40 de sulfate) ; pas d'accès.

Le 7, troisième séance. Quelques fragments paraissent plus durs que les précédents. — Sulfate de quinine, 1 gr. 40.

Le soir. L'accès est venu à une heure ; le frisson a duré trois heures, et a été suivi de chaleur et de sueurs.

Le 8, sulfate de quinine, 1 gr. 40 ; pas d'accès.

Le 10. On a déjà recueilli un grand nombre de fragments ; l'un d'eux, plus large et anguleux, nécessite un débridement du méat.

Le soir. Frisson d'une heure à trois heures, puis chaleur et sueurs.

Le 11, sulfate de quinine, 1 gr. 40 ; accès de fièvre.

Le 12, même traitement ; pas d'accès.

Le 13,   *idem.*   *idem.*

Le 14, quatrième séance. Le lithotriteur à cuillers pénètre difficilement, surtout à la région prostatique ; il s'écoule une certaine quantité de sang. On est obligé de se servir du brise-pierre ordinaire ; peu de fragments sont broyés. — Sulfate de quinine, 1 gr. 40.

Vers midi et demi, frisson intense, qui ne disparaît qu'au bout de trois heures, sous l'influence de boules d'eau bouillante ; douleurs générales, localisées surtout à la région membraneuse de l'urèthre ; chaleur modérée, sueurs très-abondantes d'une heure de durée.

Le 15, sulfate de quinine, 1 gr. 40 ; pas d'accès ; les fragments sont rendus en petit nombre.

Le 16, sulfate de quinine, 0 gr. 80 ; fragments assez nombreux ; pas d'accès.

Le 23. On fait un cathétérisme qui ne provoque aucune douleur et ne fait plus éprouver la sensation de corps étranger. (Sulfate de quinine, 0 gr. 40.) Pas d'accès.

Le 24, huile de ricin, 30,00, le malade se plaignant de constipation.

Le 25, le malade demande à sortir de l'hôpital.

Ce cas est des plus concluants. Voilà un malade atteint certainement d'une affection ancienne des voies urinaires, puisqu'il avait subi une première fois, et huit ans auparavant, des manœuvres de lithrotritie. Le calcul se reproduit, mais la maladie n'a eu aucune influence sur l'état général du sujet; il a pu, depuis qu'on l'a opéré une première fois, se livrer aux travaux les plus rudes. Dans ce cas et malgré la complication, les accidents fébriles se montrent avec une intermittence des plus régulières et des plus marquées. Aussi le sulfate de quinine en a aussi facilement raison qu'il a eu raison des accès pernicieux ordinaires. Sans qu'il y ait eu de traitement préparatoire, médical ou chirurgical, il enlève les accès après une, et au plus deux manifestions consécutives. Il est donc, dans ce cas, le véritable spécifique, comme il l'a été dans les deux observations d'accès compliqués à forme nerveuse que nous avons empruntés (v. *Symptomatologie*) à MM. Beybard et Bricheteau. Je suis certain que son administration, si elle eût été commencée à temps, eût eu le même résultat chez le malade de l'observation 23, qui, selon M. Bricheteau, « était d'une forte constitution, et vaquait ordinairement à des occupations qui exigeaient de la force et de l'exercice. » Peut-être aussi chez le malade dont M. Bricheteau nous rapporte l'histoire que j'ai signalée à propos du pronostic, malade qui succomba à des accès pernicieux dont on avait méconnu la périodicité. N'est-ce pas aussi au sulfate de quinine seul qu'est due la guérison dans l'observation 24 ? Là, en effet, dès que la périodicité a été détruite, ou que la fièvre, de rémittente qu'elle était, est devenue continue, les symptômes ont été en décroissant d'intensité.

Une remarque pratique que me suggère l'observation 27, c'est que l'administration de l'antipériodique, le jour même de l'opération, ne paraît pas avoir sur la fièvre d'action prophylactique. Si elle ne paraît pas après la première séance de lithotritie, on la voit survenir après les trois autres séances, quoiqu'ici comme là on ait administré l'antipériodique le jour de l'opération.

2° Dans les cas précédents, c'est-à-dire lorsque la maladie compliquante est passée inaperçue, ou est si légère que le chirurgien n'a pas à s'en préoccuper, le sulfate de quinine fait seul tous les frais de la guérison. Mais, lorsque la maladie a des symptômes tels qu'ils attirent sérieusement l'attention, c'est d'abord à elle qu'il faut s'attaquer préalablement à toute manœuvre opératoire, sous peine de voir échouer complétement l'antipériodique quand paraîtront les accès. Je n'en veux qu'un seul exemple, mais qui sera concluant; je l'emprunterai à l'observation 9, en me réservant d'emprunter à l'original quelques détails qui n'ont pu entrer dans le résumé que j'en ai fait à la symptomatologie.

Le sujet, nous le connaissons déjà, est atteint d'un calcul vésical. Avant toute manœuvre opératoire, il est soumis « au repos et à la préparation des voies uréthro-vésicales, » préparation dont l'observation ne donne pas le détail. Puis on commence les séances de lithotritie. Dix sont faites sans incidents remarquables. Après la onzième, symptômes de cystite qui sans doute existait auparavant, mais que la manœuvre avait réveillée et par suite manifestée. Aussitôt suspension des séances, qu'on ne reprend qu'après avoir traité la cystite et qu'on abrége à dessein. L'une d'elles, plus longue que les autres, amène un accès fébrile, qui ne se reproduit qu'une fois sous l'influence de l'antipériodique. Le malade guérit après trente-six séances de lithotritie.

Récidive après un an. Le malade, redoutant l'hôpital, se confie à un nouveau chirurgien. Une première séance est très-péniblement supportée; la seconde est suivie d'accidents promptement mortels.

M. Chaumet se demande, dans les réflexions qui accompagnent ce fait, si l'issue fatale des secondes manœuvres n'est pas due à ce que « les soins préalables n'avaient pas été appliqués comme la première fois. »

L'opinion des auteurs est du reste d'accord pour faire dépendre le succès du traitement préalable de la maladie complicante.

M. Civiale (t. III, p. 556), parlant des accès compliqués, s'exprime ainsi :

« Je me suis assuré qu'il y a toujours avantage à soumettre les malades à un long traitement préparatoire, et à ne recourir à l'opération qu'après avoir écarté les phénomènes morbides préexistants. »

Un peu plus loin (p. 557), il cite un cas de lithotritie dans lequel il attribue l'innocuité des accès fébriles à son traitement préparatoire.

Je crois que, dans ces cas, le traitement préparatoire, succédant au traitement direct de la maladie préexistante, donne plus de chances de guérison ; mais je veux qu'on les fasse tous deux, et surtout le direct.

Vient ensuite M. Philips, qui, parlant de la maladie préexistante, dit :

« Reconnue, cette maladie doit être bien étudiée, afin de savoir si l'on peut heureusement la modifier... Si les chances sont favorables, il faut combattre la maladie préalablement à toute opération. »

Plus loin, examinant le cas où on n'a reconnu la maladie qu'après la venue des accès : « On ne doit pas oublier, dit-il, dès que le danger est passé, que le sulfate de quinine est seulement un palliatif, et qu'il est urgent d'attaquer la maladie. »

3° Ils peuvent céder momentanément au quinquina, dit encore M. Philips, en parlant des accidents qui nous occupent (p. 630), mais ensuite ils y sont réfractaires, si la complication persiste. »

Cette opinion, qui résume notre troisième proposition, trouvera sa confirmation pratique dans les observations 18 et 21, dont la dernière est empruntée à M. Philips lui-même.

Dans ces deux cas on voit les manœuvres opératoires, quoique faites, dans le second surtout, avec précaution et après un traitement préparatoire méthodique, ces manœuvres amener des accès fébriles intermittents ; ceux-ci cèdent dans un cas partiellement (obs. 21), dans l'autre complétement (obs. 18), au sulfate de quinine. Néanmoins la maladie marche et devient promptement fatale. Les malades meurent guéris de la fièvre. La maladie, assez grave pour amener par ses seuls progrès la mort du malade, est presque exclusivement une néphrite avancée: M. Philips donne les caractères suivants, qui serviront à reconnaître que la néphrite est au-dessus des ressources de l'art.

« On doit s'attendre à une terminaison funeste, dit-il (p. 638), si, après un ou deux accès de fièvre et la doulenr des reins persistant, la peau est chaude, âcre et sàns moiteur, si le pouls reste fréquent et plein, et surtout si la langue, toujours sèche, quelquefois froide, se couvre d'un enduit noirâtre. Ce dernier signe est constant lorsque la néphrite doit amener la mort. »

Les signes que nous venons d'indiquer ne se montrant le plus souvent qu'après le début des manœuvres opératoires, on est fondé à se demander l'influence qu'ont eue ces dernières sur leur production. Or, en lisant les observations 18, 21, déjà citées, les observations 20, 22, 25, l'observation de M. Verneuil, que nóus allons rapporter, on reste convaincu que les manœuvres opératoires n'ont servi qu'à donner un coup de fouet à la maladie, à la rendre plus promptement mortelle; de là ce précepte pratique très-important, donné d'ailleurs en toutes lettres par M. Philips (p. 638), que si on reconnaît que la maladie rénale est tellement avancée, que tout traitement direct est inutile, il faut s'abstenir d'opérer si on ne l'a encore fait, ou suspendre les manœuvres commencées. « Il faut, dit M. Philips, savoir s'abstenir et se résigner à être spectateur impuissant de désordres qu'il est impossible de conjurer, et dont on hâterait la fin en agissant. » M. Civiale reconnaît aussi (t. III, p. 575) la nécessité de s'abstenir dans ce cas.

Quelquefois on croit la complication attaquable. On suspend les manœuvres, on la traite, mais les symptômes s'aggravent, et on reconnaît au dernier moment, ou seulement à l'autopsie, que l'art ne pouvait rien pour sa guérison. C'est ce qui arriva à M. Verneuil, dans un cas dont il a publié l'observation dans le *Moniteur des hô-*

pitaux (1856, p. 946), et que je veux rapporter comme exemple d'un des faits pratiques les plus difficiles que j'aie rencontrés.

OBSERVATION XXVIII.

Il s'agit d'un malade de 42 ans, de haute taille, vigoureux, qui, se trouvant dans le service de M. P. Boyer pendant l'intérim de M. Verneuil, demanda à être traité pour une maladie caractérisée par une difficulté dans l'émission des urines, datant de longtemps, avec jet ténu, projeté à une petite distance, inconvénients qui s'exagéraient beaucoup de temps en temps.

Pour donner de la valeur à ces signes rationnels d'un rétrécissement, M. Verneuil sonde le malade. Une bougie d'un millimètre et demi environ, munie d'un renflement terminal, est introduite avec beaucoup de soin et de lenteur. Elle ne fut arrêtée nulle part, et ne causa aucune douleur. Une autre, de 3 millimètres, conique, et terminée par une boule, est arrêtée et provoque une légère sensation pénible. Elle est vigoureusement étreinte à une profondeur assez grande, mais non déterminée. Elle est retirée, sans coup férir, après six heures, durant lesquelles elle est restée à demeure sans provoquer de douleur.

«Dans le courant de la nuit, le malade, qui avait dîné comme à l'ordinaire, fut pris d'un frisson extrêmement intense, qui dura plus de deux heures, fut suivi de chaleur pendant un temps plus long encore et se termina par une sueur abondante.»

A huit heures et demie du matin, il y avait encore de la moiteur; le pouls était large, plein et assez fréquent; la face plutôt abattue que vultueuse; langue un peu sèche; diminution des forces, anorexie, soif, bouche amère, dégoût. L'examen de l'urèthre, du périnée, des bourses, de l'hypogastre, du ventre, ne fait rien découvrir. Urines rendues comme à l'ordinaire. Le malade ne souffre nullement.

Diagnostic. Accidents intermittents. (Bain tiède auprès du lit, 0,40 de sulfate de quinine, lors de la rémission qui eut lieu vers onze heures.) Second accès aussi intense et plus long que le premier, avant la tombée de la nuit, et qui durait encore à la visite du lendemain. Il y avait eu la nuit un peu de délire. Le malade répond clairement aux questions, et se dit exempt de toute douleur locale. L'examen organique reste aussi négatif que la veille. L'état saburral est seul plus prononcé; il règne d'ailleurs dans une grande partie de la salle. — Éméto-cathartique *subito*, sulfate de quinine dans l'après-midi.

Accès le soir plus faible.

Le matin du troisième jour, amélioration notable. Le pouls est à peine plus rapide qu'à l'état normal, pas dur, mais un peu vibrant. — Sulfate de quinine, 0,30; 2 potages.

Quelques frissons erratiques sont regardés comme normaux par le malade, qui se trouve mieux, et dit éprouver souvent cela à cause de son séjour dans des caves. Mais un nouvel accès violent survint la nuit suivante avec délire, prostration, dyspnée, nausées, sécheresse de la langue, etc. Frissons intenses plusieurs fois renouvelés. Exploration nouvelle de la poitrine et de l'abdomen. La percussion de la rate et la pression sur les régions latérales de l'abdomen provoquent une légère douleur dans la région du rein gauche. L'attention éveillée, M. Verneuil diagnostique une néphrite gauche.

Les urines, jusqu'alors claires, offrent un dépôt muco-purulent assez abondant. — Suspension du sulfate, 8 ventouses scarifiées à la région lombaire gauche, bain tiède prolongé, un laxatif.

Le lendemain, même état, disparition de la douleur au toucher, pouls fort, fréquent. — Saignée de 3 palettes, caillot petit, rétracté, couenne assez épaisse.

. Depuis, pas d'amélioration sensible. On n'insiste pas sur les émissions sanguines, à cause de la prostration très-grande et de l'abaissement du pouls. La persistance des frissons, la disparition prompte de la douleur, l'état typhoïde, faisaient hésiter le diagnostic entre une néphrite simple, une périnéphrite ou une infection purulente, suite de plébite du tissu spongieux. — Alcoolature d'aconit, et à la fin, quinquina et musc en lavement.

La vie se prolonge cinq jours sans grand changement dans les symptômes. Fièvre d'abord continue, puis avec recrudescences marquées par les frissons. Accès d'abord subintrants, puis franchement doubles-quotidiens.

Dépôt muco-purulent de plus en plus abondant dans les urines. Jamais de douleur dans les voies génitales ni à la vessie. On parle un jour d'un selle blanchâtre qui fait soupçonner un abcès périnéal ouvert dans l'intestin.

Rémission apparente le huitième jour, mort la nuit du onzième.

Jamais d'odeur urineuse exhalée par la sueur, l'haleine, les sécrétions. Jamais les poumons, le foie, ne paraissent atteints. Jamais de tuméfaction ni de douleur dans les membres.

Autopsie après quarante-huit heures.

Cadavre avancé; coloration rouge livide d'un mètre et demi environ d'intestin, mais qui paraît cadavérique. Rate volumineuse, livide, très-friable; foie verdâtre, mais sain; plèvres, poumons, articulations saines.

Appareil urinaire. Aux régions rénales des deux côtés, mais à gauche surtout, décomposition très-avancée, tissu cellulaire brun verdâtre, soulevé par des gaz abondants, très-fétides. Les reins sont remplacés par deux tumeurs molles, fluctuantes et crépitantes. Veine rénale, veine cave inférieure et veines pelviennes très-distendues, non enflammées, remplies d'un sang foncé, visqueux et liquide. Vessie médiocrement distendue, à vaisseaux extérieurs plus dilatés, parois plus épaisses qu'à l'état normal. Uretères dilatés, serpentins, surtout près du hile rénal.

Rein gauche énorme (20 centim. de long, 12-15 de largeur et d'épaisseur). La capsule fibreuse s'en détache facilement, est soulevée en quelques points par des épanchements sanguins ; le bassinet déborde le bord interne et figure avec l'uretère l'extrémité d'un vaste entonnoir. Glande molle, fluctuante, noire extérieurement. Une coupe suivant l'axe montre :

1° Dilatation du bassinet et des calices ; muqueuse épaisse, ainsi que la doublure fibreuse ; surface interne richement injectée.

2° Un verre de pus épais, mêlé de sang, remplit ce réservoir.

3° Les substances médullaire et corticale ne peuvent être reconnues. Le parenchyme entier a plus de 5 centimètres d'épaisseur, d'un rouge foncé intense, etc.

Uretères rouges, injectés, hypertrophiés ; muqueuse vésicale injectée, surtout au bas-fond ; couche musculaire hypertrophiée (cellules et colonnes).

Muqueuse uréthrale absolument saine ; pas de rétrécissement proprement dit ; les portions membraneuse et prostatique sont contractées transversalement et très-raccourcies (moins de 4 centimètres ensemble). Pas de traces de phlébite.

Cette observation, à laquelle nous avons emprunté *in extenso* tout qui a trait à notre sujet, en ne résumant que quelques détails relatifs aux antécédents et à l'anatomie pathologique, nous paraît briller surtout par l'application rationnelle des moyens thérapeutiques, en regard des incertitudes du diagnostic ; aussi nous servira-t-elle comme de type pour résumer tout ce que nous venons de dire, et réduire à quelques préceptes pratiques la thérapeutique des accès compliqués :

1° Il faut attaquer directement la complication, dès qu'elle apparaît avec des symptômes un peu tranchés.

2° Si on la reconnaît avant le début des manœuvres opératoires, on ne doit les commencer qu'après avoir modifié directement la maladie ; si on a déjà opéré, suspendre toute manœuvre jusqu'à amélioration de la maladie.

3° Si on reconnaît, avant ou après le début des manœuvres, que la maladie complicante est au-dessus des ressources de l'art, on renoncera à opérer ou on suspendra les séances, toute opération ne pouvant que hâter l'issue fatale.

4° Dès que les accès revêtent une forme insolite, c'est-à-dire se rapprochent plus ou moins des formes pernicieuses, administrer le sulfate de quinine pour parer à un danger imminent.

A ce dernier précepte, M. Philips en joint un autre très-judicieux, et qui en est comme le correctif; c'est de suspendre l'antipériodique ou d'en diminuer les doses dès que le danger est passé, parce que éliminé par les reins, il pourrait en activer la désorganisation.

Nous nous rangeons entièrement à cette pratique prudente.

M. Perdrigeon s'est demandé si, dans les cas comme ceux où le sulfate de quinine présente certains inconvénients, l'acide arsénieux ne pourrait pas le remplacer. Il n'y aurait à cela, je crois, aucun avantage. Il résulte en effet, des recherches d'Orfila, que, comme le sulfate de quinine, l'acide arsénieux est surtout éliminé par les reins. Donc, même inconvénient des deux parts. Or, comme antipériodique, tout l'avantage semble rester au sulfate de quinine. Puisque nous en sommes aux inconvénients de la quinine, nous terminerons en examinant les griefs de M. Civiale contre son emploi dans la fièvre uréthrale.

Comme nous, M. Civiale est bien obligé de reconnaître (t. III, p. 574) que dès que l'accès sort du caractère d'accès bénin ou simple, il faut recourir à l'antipériodique. De là à ne voir que la quinine comme agent curatif il y a loin. Nous avons, dans le paragraphe précédent, mis à son emploi des réserves qui nous paraissent éviter les inconvénients qu'indique M. Civiale (t. III, p. 576), réserves qui jusqu'ici n'avaient pas été posées d'une manière nette, et sont destinées à prévenir en pratique des abus qui existaient, nous le reconnaissons.

Premier reproche : la quinine provoque un sentiment de malaise inexprimable, avec dépravation du goût, et retour chaque nuit d'une agitation fiévreuse qui prolonge indéfiniment la convalescence. »

Tout le monde sait que ces phénomènes, peu graves en somme, ainsi que les maux de tête, la surdité, etc., auxquels M. Civiale fait sans doute allusion, quand il parle de « désordres généraux, inflammatoires ou nerveux, » que ces phénomènes, dis-je, cèdent toujours à la suspension du médicament.

Quel rapport, du reste, entre ces inconvénients et le danger auquel remédie le sulfate de quinine ?

Quant aux accidents locaux, « néphrite, hématurie, cystite, rétention d'urine, » ils n'arriveront sans doute, on nous l'accordera, que quand il y a déjà complication du côté des voies urinaires. Or, dans ces cas, nous avons prescrit au préalable le traitement de la complication, puis, le danger passé, la suspension du sulfate.

Nous avons voulu voir les observations sur lesquelles s'appuient les griefs contre le sulfate de quinine (Civiale, *ibid.*).

Nous avons trouvé dans le *Moniteur des hôpitaux* pour 1857 (p. 958) une observation empruntée au *Bulletin thérapeutique*, et dans laquelle le sulfate de quinine, employé contre des accès antérieurs à toute opération, et dus à une rétention d'urine, a provoqué une cystite.

Le même malade, traité plus tard par la dilatation progressive, a eu des accès qui ont cédé au sulfate de quinine. Or n'avons-nous pas défendu formellement la sulfate de quinine contre les accès antérieurs, de même que nous avons reconnu son efficacité dans ceux qui suivent les opérations ?

Quant à l'observation de M. Verneuil (observ. 28), que M. Civiale cite contre l'emploi du sulfate de quinine, ce médicament n'a-t-il pas donné ce qu'on en attendait, en modifiant les accès, et doit-on s'en prendre à lui si la néphrite ne s'est montrée que tard, et n'a pu, par suite, être traitée que lorsqu'elle était déjà incurable ?

La question du sulfate de quinine dans les accidents fébriles, survenus à la suite d'une opération sur l'urèthre, me semble jugée pratiquement, et je crois pouvoir, en terminant, la résumer en quelques mots.

Les accès bénins ne réclament pas le sulfate de quinine. Remède souverain et presque toujours infaillible des accès pernicieux ordinaires, il échoue complétement dans les accès foudroyants. Son administration pourra être utile dans les cas compliqués, à la condition expresse d'être très-judicieusement ordonnée et très-habilement conduite. Cette sorte d'action toute particulière, que le sulfate de quinine exerce, et exerce seul sur les accès pernicieux ordinaires, justifie, plus encore que toutes les raisons que j'ai déjà données, le classement de ces accès dans une catégorie à part.

Phlegmasies consécutives aux manœuvres opératoires pratiquées sur l'urèthre.

Avant d'entreprendre l'histoire détaillée de ces phlegmasies qui constituent la seconde partie de mon sujet, je dois expliquer pourquoi je leur ai fait une place à part dans le cadre nosologique, à l'encontre de plusieurs de ceux qui m'ont précédé. En effet, M. Perdigeon dans sa thèse, et tout récemment M. de Saint-Germain, ne font de ces phlegmasies qu'un degré des accidents intermittents, et les décrivent simplement avec les accès qui viennent de nous occuper; M. Perdrigeon les place même comme un degré intermédiaire entre les accès bénins et les accès pernicieux.

Sans méconnaître les analogies qui relient les phlegmasies aux accidents fébriles intermittents, je ne puis accepter une si complète assimilation entre eux, et d'accord avec MM. Civiale, Philips et Morel-Lavallée (thèse d'agrégation, 1857, p. 35, 41 et 42), j'en ferai une classe à part, parce qu'ils doivent constituer pour le praticien une classe d'accidents bien différents des accès intermittents.

Entre eux, je ne vois qu'un seul caractère commun qui ne fasse jamais défaut, c'est l'existence préalable d'une manœuvre opératoire sur l'urèthre. Je sais bien qu'en général, ces phlegmasies débutent par un frisson suivi de chaleur et de sueurs, que quelquefois même cet accident se reproduit avant la manifestation des symptômes locaux qui dénoteront la phlegmasie. Mais ce caractère est loin d'être constant. M. Civiale cite dans son ouvrage sept cas de phlegmasie (observ. 3, 8, 10, 11, 19, 20, 24 de la 3ᵉ édition), dans lesquels on n'a pas observé d'accès de fièvre.

M. Bouillaud en cite un qui provient du service de Sanson (*Traité du rhumatisme*).

J'en ai moi-même observé un, que je relaterai tout au long, dans le service de M. le professeur Denucé. Dans ces cas, je le demande, où trouver des accidents intermittents? J'irai plus loin encore. En prenant même les cas où il y a eu des accès, je dis que c'est la phlegmasie qui domine la situation. Que se passe-t-il en effet ? L'accès est le plus souvent unique ou bien se reproduit deux fois. Puis la scène change, la fièvre devient continue, les phénomènes inflammatoires apparaissent, et le praticien se trouve en présence d'un diagnostic, d'un pronostic, d'un traitement dans lesquels l'élément intermittent n'entre pour rien. Si le malade succombe, la différence est encore tranchée, car d'un côté, on ne trouve souvent pas de lésions véritables (voir obs. 5, 7, 8, 12, 13), de l'autre, il y a toujours collection, le plus souvent purulente, dans les muscles, les articulations ou les séreuses. M. Civiale (t. III, p. 538) insiste aussi sur cette différence. Ainsi, antécédents opératoires toujours analogues, accès qui se produisent pour disparaître presque aussitôt, et encore pas dans tous les cas, voilà ce qui rapproche les phlegmasies des accidents intermittents; symptômes, diagnostic, pronostic, anatomie pathologique, et surtout traitement, voilà ce qui les différencie. N'est-ce pas, je le demande, la justification la plus complète de la séparation qu'on a cru devoir établir entre eux?

Les phlegmasies que je vais étudier ont pour caractères : 1° de se produire à la suite d'une opération sur le canal de l'urèthre;

2° d'avoir lieu dans des points qui n'ont pas de relation anatomique avec ceux sur lesquels a été pratiquée l'opération ; 3° d'avoir pour siége presque spécial les masses musculaires, les articulations, et surtout les articulations des membres inférieurs et les séreuses ; 4° d'être en général précédées d'accès de fièvre, quoique dans des cas que nous avons cités plus haut on n'en ait pas observé.

Donc trois grandes divisions : abcès articulaires, abcès musculaires, épanchements dans les séreuses ; divisions qui seront surtout importantes quand nous nous occuperons du traitement.

Avant d'entrer dans la description symptomatique de ces abcès, je ferai remarquer que j'écarte tout d'abord les abcès dits *de voisinage,* c'est-à-dire qui se produisent, après une opération chirurgicale, soit dans les parois de l'urèthre, sans communiquer avec le canal, soit au périnée, soit enfin dans l'intérieur du testicule ou des bourses. Ces abcès sont dus à la propagation par contiguïté ou par continuité de l'inflammation produite par l'opération, et ne sauraient être comparés aux collections survenues en des points aussi éloignés du canal de l'urèthre, que l'articulation du genou, les masses musculaires de la jambe, ou la plèvre.

SYMPTOMATOLOGIE.

A la suite d'une opération pratiquée sur l'urèthre, survient, dans la plupart des cas, un frisson, auquel succède une fièvre intense, sans période de sueur bien caractérisée. Les accidents ne seraient survenus, au dire de M. Civiale, qu'à une époque avancée du traitement, et même touchant à la guérison ; tandis que M. Velpeau les aurait vus arriver peu de temps après le cathétérisme. M. Civiale croit pouvoir expliquer cette différence, qui nous paraît, à nous, difficile à expliquer, par la manière dont on a procédé à l'opération.

Quoi qu'il en soit, dans beaucoup de cas le frisson ne revient pas, et la fièvre continue est dès lors établie ; dans d'autres, le frisson revient le lendemain, et même le surlendemain ; mais jamais dans l'intervalle des frissons il n'y a d'apyrexie complète. En général, l'intensité des frissons va en diminuant, et ceux-ci peuvent même être assez légers pour rester inaperçus. Enfin la fièvre continue est établie. Puis survient tout à coup une douleur intense dans une articulation ou dans une masse musculaire. Sous l'influence du repos, de la chaleur, d'applications émollientes locales, aidées d'une boisson légèrement aromatique, et de la diète, la douleur devient moindre, l'angoisse fébrile diminue, et l'inflammation se termine par avortement.

Ce sont les cas les plus heureux, mais, il faut le dire, de beaucoup les plus rares. M. Civiale (t. III, p. 622) en cite trois, deux d'arthrite, un de phlegmasie musculaire. Dans sa 23ᵉ observation, nous trouvons un cas beaucoup plus grave, et qui semblait se rapprocher plutôt de ceux que nous allons décrire, par l'intensité des symptômes généraux, l'empâtement, la rougeur, la sensibilité extrême qu'on constatait au mollet, et où cependant le malade guérit sous l'influence des émollients, et surtout de sueurs abondantes. Ce fait doit être considéré comme une très-rare exception, à cause de la rapidité de la guérison, en face d'accidents vraiment graves. En général, voici ce qui se passe dans les cas de beaucoup les plus nombreux où on n'obtient pas la résolution.

La douleur augmente, ainsi que la fièvre ; le malade est abattu, dans un état d'angoisse considérable. La langue est sèche, la soif vive ; il y a de la prostration, très-souvent un peu de délire. Tantôt très-restreinte, la phlegmasie envahit d'autres fois la presque totalité d'un membre, ici les tissus profonds, là les tissus superficiels, et dans d'autres points les téguments même. La partie affectée est rouge, tuméfiée, avec un empâtement étendu, et quelquefois difficile à apprécier, tant la simple pression des doigts provoque de douleurs. Presque aussitôt, et sans que l'inflammation ait suivi une

11

marche franche, on constate dans les masses musculaires un ou plusieurs points fluctuants, et dans les articulations un épanchement considérable. Si on pratique des incisions ou des mouchetures sur la partie malade, il s'écoule une sérosité abondante, mêlée de sang, puis, plus tard, d'un pus peu abondant, et jamais franchement phlegmoneux.

Pendant ce temps, les symptômes généraux augmentent d'intensité. La langue se sèche, les forces se perdent, le délire est presque continu, les pommettes sont rouges, la peau a une teinte jaunâtre et terreuse, la figure est profondément altérée, une diarrhée abondante se déclare, et la mort arrive en quelques jours. Si la terminaison doit être au contraire favorable, les symptômes s'amendent peu à peu pour arriver à la convalescence, puis à la guérison.

A l'autopsie, on trouve les masses musculaires malades, infiltrées d'une abondante sanie ichoreuse, mélangée d'un pus très-liquide, à odeur très-pénétrante, souvent urineuse comme celui des abcès urineux.

Les articulations envahies offrent aussi des traces d'inflammation. On y retrouve en quantité considérable le liquide dont nous venons de parler. Rarement les cartilages et les os sont altérés. Nous en trouvons cependant deux exemples dans les faits n°s 13 et 18 de M. Civiale.

Comme nous l'avons vu dans les cas d'accès fébriles, jamais ou presque jamais l'état du canal de l'urèthre ne donne le pourquoi de la mort. Le plus souvent il est sain ou atteint d'altérations insignifiantes. M. Velpeau a noté ce fait, ainsi que l'excellent état des viscères qui ici constitue la grande règle. La rate et les reins sont les seuls des organes intérieurs dans lesquels on ait constaté des altérations.

Qu'entre les deux degrés extrêmes que nous venons de décrire, on interpose des degrés intermédiaires, en se rappelant qu'ici les cas graves l'emportent de beaucoup en nombre, et on aura une excellente idée de la physionomie des phlegmasies qui nous occupent. D'ailleurs je vais rapporter, à l'appui de ma description, trois faits de ce genre encore inédits.

Le premier, que je dois à l'obligeance de M. le Dr Garat, de Bordeaux, n'ayant pas été suivi par lui jusqu'au bout, je ne pourrai en donner que la relation succincte ; le deuxième est l'histoire d'un malade que je laissais en cours de traitement , dans le service du professeur Denucé , et dont mon ami, M. Sentex, a bien voulu recueillir en mon absence tous les détails ; le troisième est emprunté à la pratique privée de M. Denucé.

OBSERVATION XXIX.

Il s'agit d'un jeune homme de 32 ans, fortement constitué, qui était atteint de rétrécissements survenus à la suite d'uréthrite. Après avoir franchi les rétrécissements, la sonde est arrêtée par un spasme du col vésical. On parvient à le franchir, et on laisse à demeure une sonde d'argent; il survient un accès de fièvre peu intense. Un second cathétérisme est pratiqué avec une bougie qu'on laisse également à demeure. Au bout d'une heure, survient un frisson très-intense avec douleur vive dans le genou droit s'étendant à tout le membre inférieur du même côté. La fièvre devient continue, la douleur se localise dans le genou, qui est rouge, tuméfié, et offre bientôt, avec l'aggravation de l'état général, des symptômes d'épanchement. Le sulfate de quinine, l'aconit, avaient jusque-là fait les frais du traitement. M. Garat, s'autorisant de la gravité du pronostic et de la conduite qu'avait tenue avec succès, dans un cas plus grave encore, le professeur Velpeau, parle de pratiquer la ponction ; le malade ne veut pas y consentir et quitte Bordeaux. Peu de jours après, on recevait la nouvelle de sa mort.

OBSERVATION XXX.

Jean D....., né à Saint-Agnet (Landes), entre, le 9 novembre 1859, à l'hôpital Saint-André, salle 2, n° 29.

Il raconte qu'en 1841 il a eu une première blennorrhagie qui a été guérie en un mois par des pilules et des injections de composition inconnue.

En 1842, nouvelle blennorrhagie, qu'il laisse neuf mois sans traitement. Puis il prend 7 ou 8 paquets d'une poudre blanche au goût détestable, et qui arrête l'écoulement. Mais dès lors la miction devient difficile, les envies d'uriner sont fréquentes, le jet d'urine est plus mince ; néanmoins il n'existe qu'une légère gêne.

En 1843, troisième blennorrhagie. L'écoulement persiste encore, quoique beaucoup moindre, au bout de quatre ans. Il n'a pas été fait de traitement ; mais les besoins d'uriner deviennent plus fréquents, interrompent le sommeil, la miction est douloureuse, l'urine sort lentement et en jet très-petit. Au moindre excès, survient pendant deux ou trois jours une rétention d'urine qui s'accompagne de douleurs intolérables.

En 1856, il a été traité à Rochefort, où on a en vain essayé de dilater le canal par la méthode Béniqué. Pas une sonde n'a pu franchir le rétrécissement ; cependant le travail lui est devenu difficile ; il a, à propos de rien, des rétentions d'urine. Il se décide à entrer à l'hôpital Saint-André.

11 novembre. M. Denucé passe avec grande difficulté une bougie en baleine de M. Philips. Il constate trois ou quatre rétrécissements, dont la succession constitue une sorte de vrille. Dix jours après seulement, il parvient à introduire une nouvelle bougie.

Le 22. La bougie était restée un jour dans le canal ; le chirurgien parvient, non sans difficulté, à introduire le plus petit des uréthrotomes de M. Maisonneuve. Il pratique d'abord une incision d'avant en arrière, puis d'arrière en avant, en retirant l'instrument, puis laisse à demeure une grosse sonde en gomme élastique. — Potion calmante avec 2 grammes de teinture d'arnica.

Peu de fièvre consécutive ; pas d'accès.

Le 30, il survient subitement une douleur très-vive à la partie supérieure et interne du bras avec un peu d'empâtement et de rougeur.

1er décembre. Il s'est déjà formé un point fluctuant, qui est incisé et donne issue à du pus séreux, mal lié, sans odeur urineuse.

Le 2, l'ouverture est presque cicatrisée.

Le 3. Il se déclare un nouvel abcès à la face inférieure de la verge, près de la racine ; il s'ouvre spontanément et donne issue à une assez grande quantité d'urine.

Le 6. Douleur vive à l'hypochondre droit. — Vésicatoire.

Le 7, la douleur a disparu.

Pendant tout ce temps, l'état général a présenté des alternatives de bien et de mal, avec prédominance des symptômes adynamiques. On a toujours administré l'alcoolature d'aconit et l'extrait mou de quinquina.

Le 15. Symptômes d'orchite du côté droit avec inflammation des bourses. Une incision est pratiquée, qui donne pendant quelques jours issue à du pus non louable.

25 janvier. La cicatrisation du scrotum est obtenue ; il ne reste que la fistule urinaire.

Le malade demande sa sortie.

Cette observation nous offre un des caractères de ces espèces de phlegmasies, l'extrême mobilité qui les distingue. Ici nous voyons l'inflammation débuter par le bras, puis se porter à la verge, puis à l'hypochondre, et de là au testicule et au scrotum. Les faits n°s 2 et 23 de M. Civiale nous offrent des exemples de la même mobilité.

Il semble que ce caractère ait sur le pronostic une favorable influence ; les trois cas dans lesquels nous le retrouvons ont été suivis de guérison.

OBSERVATION XXXI.

M. X....., propriétaire à Pompignac, près Bordeaux, âgé de 42 ans, est sujet, à la suite d'excès, de fatigue ou de trop copieux repas, à des rétentions d'urine incomplètes, qui ont, jusqu'ici, toujours cédé à des bains, des cataplasmes au périnée, des tisanes émollientes.

Le 27 octobre 1856, à la suite d'un dîner, la rétention d'urine se produit avec une intensité plus grande qu'à l'ordinaire. De vaines tentatives de cathétérisme sont faites par le médecin de l'endroit et amènent l'écoulement d'un peu de sang.

Le 28. Après une nuit de cruelles souffrances, M. Denucé est appelé et se sert d'une sonde assez grosse. Il est arrêté à la région prostatique de l'urèthre par un obstacle qu'il constate, par le toucher rectal, être dû à une hypertrophie de la prostate. L'obstacle est franchi et la sonde donne issue à une grande quantité d'urine ; retirée, elle laisse écouler quelques gouttes de sang.—Sous l'influence de bains, de sangsues et de cataplasmes au périnée, le cours des urines se rétablit. Néanmoins il se manifeste à deux reprises quelques difficultés d'uriner, n'allant pas jusqu'à la rétention, mais qui décident le malade à venir à Bordeaux se faire traiter.

Le 21. M. Denucé pratique le cathétérisme avec une bougie olivaire de moyenne grosseur et constate une diminution dans le volume de la prostate.

Jusqu'au 25, cathétérisme avec des bougies de grosseur croissante chaque jour, qui pénètrent sans difficulté ni douleur.

Le 25, le malade, après le cathétérisme, va prendre un bain dans un établissement situé à 3 ou 400 mètres de son habitation. Il a un peu froid dans le bain. A peine rentré chez lui, il est pris d'un frisson violent et se couche. Le médécin arrive deux heures après et le trouve en proie à une forte fièvre avec chaleur très-vive et céphalalgie intense.— 1 gramme sulfate de quinine.

Le soir, la fièvre dure encore ; il existe un point douloureux très-violent à la partie supéro-externe du genou gauche.

Le 26. Le matin, nouveau frisson avec exacerbation fébrile.—Dans la journée, nouveau point douloureux au point culminant de l'épaule gauche. La fièvre devient dès lors continue.

Le 28. Le prépuce est fortement tuméfié. Aucun frisson ne s'étant produit, on suspend la quinine. La fièvre est très-forte (120-130 pulsations), s'accompagne quelquefois, le soir surtout, d'un peu de délire. Les points douloureux ne cèdent à aucun topique.

Le 29. La tuméfaction existe à la partie inférieure et externe de la cuisse, contourne le genou et atteint la partie antérieure sans attaquer l'articulation.

Le 30. La tuméfaction a gagné la partie moyenne de la cuisse. — A l'épaule, douleur extrème, sans gonflement. Le prépuce a augmenté de volume, est rouge et fluctuant.

2 décembre. Ouverture de l'abcès du prépuce, qui donne issue à 8 ou 10 gram. de pus phlegmoneux.

Jusqu'au 6, le volume de la cuisse augmente.

Le 6. Il existe de la fluctuation à la partie externe de la cuisse ; une première incision faite à la partie moyenne de la face externe donne issue à 2 litres environ de pus d'apparence ordinaire. Une sonde cannelée est introduite jusqu'à la partie inférieure du foyer, et une seconde incision faite sur cette sonde à la partie antéro-inférieure de la cuisse, très-près de l'articulation, dont on constate la non-communication avec le foyer. — Un drain est introduit dans les deux ouvertures.

Malgré la franche cicatrisation des plaies, la fièvre persiste.

Le 17. On enlève le drain. L'épaule, toujours douloureuse, avait gardé sa forme normale jusqu'au moment où on évacua le pus de la cuisse. A ce moment, survint de la tuméfaction, qui augmenta de plus en plus, s'accompagnant de vives douleurs. Au moment où les plaies de la cuisse cicatrisaient, la fluctuation y devint manifeste. A ce moment, l'état général était très-grave. La fièvre continue s'accompagnait d'un amaigrissement extrème ; la respiration était très-courte, il y avait une petite toux sèche. Les douleurs de l'épaule étaient intolérables, tout mouvement du bras impossible. Cependant, au sulfate de quinine on avait substitué le quinquina associé, dès que la fluctuation avait paru, à l'alcoolature d'aconit. On n'avait jamais cessé de nourrir le malade.

Le 20. Il survient de l'oppression, des râles muqueux et sous-crépitants. On donne deux jours le tartre stibié à dose rasorienne. Les symptômes s'amendent; on revient au quinquina et à l'aconit.

Le 22. La cicatrisation de la cuisse est complète. Un point fluctuant se manifeste à la partie externe de l'épaule, à 3 ou 4 centimètres au-dessous de l'acromion. L'ouverture donne issue à 50 ou 60 grammes de pus. Il n'y a pas de communication avec l'articulation.

Deux nouveaux foyers, situés l'un au-dessous de la partie externe de la clavicule, l'autre à la partie supéro-interne de l'humérus, sont successivement incisés et donnent issue à du pus. Aucun ne communique avec l'article. Les trois points incisés restent fistuleux.

6 janvier. Les douleurs de l'épaule ne sont pas amendées. Le creux de l'aisselle est tuméfié et le bras forcément écarté du tronc. La fluctuation est manifeste. Une ponction est faite en avant du bord postérieur du creux axillaire, et agrandie sur la sonde cannelée. Il s'écoule un demi-verre de pus séreux. Le doigt pénètre dans l'articulation et s'interpose entre la tête humérale et la cavité glénoïde. Malgré cette circonstance, les accidents généraux ne s'aggravent pas.

Les 10 et 15. Deux nouvelles incisions sont faites à la partie postérieure de l'épaule. Il s'en écoule du pus; les douleurs sont plus supportables, à la condition de rester immobile.

Un appareil inamovible, avec des fenêtres à la partie antérieure et postérieure de l'épaule, fixe le bras au tronc. Les douleurs cessent; quelques mouvements sont possibles, et bientôt le malade se lève sur un fauteuil. L'appétit et les forces reparaissent, mais le pouls reste fréquent (120-130 pulsations). La supuration diminue.

Au commencement de février, il ne reste plus que la plaie axillaire et la plus inférieure des plaies postérieures. L'appareil est continué deux mois encore, et on obtient la complète cicatrisation.

Au commencement d'avril, les mouvements de la main et de l'avant-bras ne sont pas douloureux. L'épaule est roide, sans mobilité; les impulsions qu'on lui communique sont peu douloureuses. L'état général est bon, quoique le pouls reste fréquent. Le séjour de la campagne, puis une saison passée à Barèges, achèvent la guérison. Les derniers vestiges des douleurs ont disparu; l'épaule est ankylosée; l'embonpoint est revenu; le pouls est normal.

Pendant tout ce temps, rien d'anormal ne s'est passé du côté des voies urinaires, et aujourd'hui, après cinq ans écoulés, on est encore à constater le plus léger accident.

Cette observation est remarquable à plus d'un titre. Pour ne considérer que ce qui regarde notre sujet, nous signalerons la marche lente des phénomènes inflammatoires, la nature du pus, dont on n'a constaté l'état séreux que dans l'abcès intra-articulaire. Ces deux circonstances, qui constituent une véritable exception à la règle, ne seraient-elles pas la conséquence l'une de l'autre, et le pus n'aurait-il été plus phlegmoneux que parce qu'il aurait mis long-temps à se former ? D'un autre côté, la tuméfaction de l'épaule se manifestant alors seulement qu'on a donné issue au pus de la cuisse, malgré la douleur qu'on y avait constatée depuis longtemps, le résultat final satisfaisant, quoiqu'on n'ait jamais incisé qu'alors qu'on touchait au doigt la fluctuation, toutes ces circonstances, ainsi que la disparition de tout accident du côté des voies urinaires, sont bien dignes, par leur singularité, d'attirer la plus sérieuse attention.

De toutes les articulations, celle du genou est celle où on a le plus observé d'abcès ; nous en avons cité un cas (obs. 29) ; M. Velpeau en cite plusieurs ; M. Syme en a eu un à la suite d'une uréthrotomie externe ; M. Civiale, plusieurs (obs. 15, 24, 25).

Un malade de M. Velpeau a eu un abcès dans le coude. Le premier fait de M. Civiale se rapporte à un abcès de l'épaule ; le cinquième, à plusieurs abcès du pied. Souvent plusieurs articulations sont prises à la fois ; les observations 12, 16, de M. Civiale nous le montrent. Nous en trouvons des exemples dans la *Bibliothèque du médecin praticien* (t. IV, p. 445), dans l'*Examinateur médical* (1841), dans l'observation déjà citée de Sanson, rapportée par M. Bouillaud, enfin dans un cas très-remarquable rapporté par M. Perdrigeon (obs. 5 de sa thèse).

Les muscles de la jambe ont été envahis (obs. 6 de M. Perdrigeon, 3 de M. Civiale), ceux de la cuisse (4 de Civiale), ceux de la région fessière (Lallemand, ouvrage cité, obs. 15, 2ᵉ série), ceux de l'hypogastre (Civiale, obs. 6), de l'avant-bras (Mercier, ouvrage cité, p. 268), du bras (Mercier, p. 456 ; obs. 30 de ce travail), de l'é-

paule (8 de Civiale). Dans le 19ᵉ fait de M. Civiale, il y a eu collection purulente à la région précordiale. Dans la thèse du Dʳ Mauvais
(1860, obs. 11), nous trouvons une observation de phlegmon de
la fosse iliaque à la suite de l'uréthrotomie. Enfin un malade, encore en traitement, dans le service de M. le Dʳ Azam, a présenté un
abcès à la région sterno-claviculaire dans des circonstances qui
méritent d'être rapportées et dont M. Cornet, interne du service, a
bien voulu me fournir le détail.

OBSERVATION XXXII.

*Abcès du périnée et de la région sterno-claviculaire survenus à la suite de nombreux
cathétérismes; guérison.*

C..... (Pierre), 43 ans, portefaix, originaire des Landes, mais domicilié à Bordeaux, constitution peu robuste, tempérament nerveux, très-irritable. Il dit n'a-
voir jamais eu de désirs sexuels, et ne peut éjaculer, quoique le pénis soit en
érection.

Depuis l'âge de 7 ans, il aurait eu des épistaxis, puis des hématuries qui
auraient été combattues par des saignées du bras, et des sangsues à l'anus.

A 18 ans, il est traité à l'hôpital, par le professeur Chaumet, pour un rétrécissement de l'urèthre, par les sondes et la cautérisation. Il est traité par la dilatation durant son service militaire; puis reparaît à l'hôpital où on lui introduit
dans le canal, non sans quelque succès, des bougies graduées. Après quelque
temps, la miction redevient douloureuse, et le jet d'urine mince et à courte
portée. Après dix ans, passés sans traitement, on le reçoit, le 20 août 1860, dans
le service de clinique du Dʳ Azam, salle 2, nᵒ 27. Il veut être traité de son rétrécissement et de certaines attaques convulsives, qui remonteraient seulement à
quelques jours, et dont la description faite par lui ne permet pas de préjuger la
nature. Ses traits sont amaigris, offrent l'expression de la souffrance; ses réponses
manquent de netteté.

Rien de particulier dans la conformation extérieure des organes génitaux.
Une bougie en gomme élastique du plus petit calibre franchit trois obstacles successifs. A la région bulbeuse, se rencontre un quatrième rétrécissement, qui ne
peut être franchi. On laisse quelques minutes la bougie à demeure. Le soir même,
frisson violent qui dure trois heures, est suivi de chaleur et de sueur. — Potion
avec 1 gr. sulfate de quinine et 1 gr. alcoolature d'aconit.

Le lendemain, le malade est mieux ; les accidents ne se renouvellent pas. Repos de deux jours.

Le troisième, tentative infructueuse de cathétérisme. Dans le bain, le malade a une attaque convulsive à caractères si singuliers qu'on ajourne tout diagnostic. Ces attaques n'ont pas reparu depuis.

Le lendemain, nouvelles tentatives. On arrive, pour la première fois, et en se servant d'une bougie en baleine, à franchir tous les obstacles. La bougie, retirée après un quart d'heure, est contournée en forme de vrille, ce qui donne une idée de la disposition analogue du canal. Tous les deux jours, on renouvelle sans plus de succès ces tentatives. Le malade se plaint d'une douleur sourde au périnée ; on suspend tout traitement, et le malade demande sa sortie.

Trois jours après, il rentre dans le service avec une fièvre violente. Le périnée est tendu, tuméfié, depuis la racine de la verge jusqu'à l'anus ; le scrotum est également rouge et tendu. On constate en même temps un empâtement et une dureté considérables, qui s'étendent du creux sus-claviculaire droit au devant du sternum et des premières côtes du même côté. Le pouls est petit, fréquent, s'accélère le soir. La langue est sèche ; le malade, contre son habitude, refuse les aliments. La tumeur du périnée est le siége de douleurs vives, lancinantes ; celle de la poitrine gêne seulement les mouvements du cou et de l'épaule. On couvre les tumeurs de cataplasmes laudanisés ; à l'intérieur, extrait de quinquina et alcoolature d'aconit.

Le troisième jour, fluctuation au périnée. Le bistouri donne issue à une grande quantité de pus phlegmoneux et bien lié, sans odeur urineuse. — Cataplasmes, une mèche.

Le quatrième jour, empâtement plus grand, et douleurs lancinantes à la région claviculaire ; fluctuation obscure, très-profonde. Incision qui ne donne que du sang.

Cinquième jour. Douleurs très-vives, fluctuation toujours obscure. Un bistouri plus profondément enfoncé que la veille amène un liquide séro-sanguinolent mélangé de quelques globules de pus séreux, mal lié, que la pression fait sourdre sur tout le pourtour de l'incision. Une mèche, puis un drain en caoutchouc, permettent le facile écoulement du pus.

Sixième jour. Diminution notable des symptômes généraux qui ont cédé complétement le dixième jour.

La guérison de la plaie périnéale est obtenue rapidement. A la poitrine, il reste encore, après un mois, un trajet fistuleux au-dessous de la clavicule.

Cette observation nous montre, chez un même sujet, la très-remarquable réunion d'un abcès, tel que ceux qui nous occupent maintenant (abcès pectoral), et d'un abcès que nous avons appelé un peu plus haut abcès de voisinage (abcès perinéal). Sans vouloir entrer dans le détail des caractères qui séparent ces deux catégories d'abcès, détail qui sortirait complétement de mon sujet, je me bornerai à faire remarquer seulement, d'après l'observation qui précède, combien est différente la nature du pus qu'ils fournissent.

Il n'est pas très-rare de voir, chez le même sujet, des phlegmasies articulaires et musculaires. Les faits que rapporte M. Civiale, sous les n°s 2, 7, 13, 18, celui qu'on trouve à la page 511 de son tome Ier, en sont des preuves.

D'après le même auteur, de même qu'il existe des fièvres uréthrales indépendamment de toute opération, il existerait aussi des phlegmasies articulaires dues uniquement à l'existence de la maladie des voies génito-urinaires, et qu'il semble vouloir rapprocher de l'arthrite dite blennorrhagique. Les faits 11, 17, 19, viendraient à l'appui de cette manière de voir.

Ce dernier fait (t. III, p. 607) est très-remarquable. C'est un calculeux, atteint, sans cause opératoire, d'arthrite du genou gauche, chez qui le traitement préparatoire à la lithotritie amène un abcès à la région précordiale. La lithotritie est pratiquée deux mois après avec douleur et accès après chaque séance. Au bout de six semaines de cessation du traitement, nouvelle arthrite au genou gauche.

A côté de ce fait, s'en placera un autre non moins curieux et analogue par le long temps qui s'est écoulé entre l'opération et la production de l'accès; il a eu lieu dans le service du professeur Nélaton, et se trouve relaté dans la *Gazette des hôpitaux* du 27 mars 1858. Je le résume.

OBSERVATION XXXIII.

Un homme atteint d'un rétrécissement traumatique est traité par les bougies de Philips. Ce n'est qu'après de longues et laborieuses tentatives qu'on parvient à franchir l'obstacle. A la suite, survient un vaste abcès urineux du périnée avec symptômes généraux très-graves. A l'aide de larges incisions, on évacue le liquide ; l'état s'améliore, lorsque, six semaines après et au moment où la cicatrisation des incisions allait se faire, il survient des douleurs de tête, qu'on reconnaît, après quelques hésitations, être dues à un abcès rétro-pharyngien. On incise l'abcès, qui donne un pus blanc, phlegmoneux. Les accidents disparaissent.

M. Nélaton n'hésite pas à voir une relation entre l'abcès du périnée et l'abcès rétro-pharyngien. Il attribue ce dernier à l'influence sympathique exercée sur l'économie par le vaste foyer de suppuration qui existait au périnée.

Sans vouloir identifier ce fait avec ceux qui font le sujet de mon travail, j'ai cru qu'assez d'analogies les rapprochaient pour me faire un devoir de le rapporter ici.

Inflammations des séreuses. Avant de terminer ce qui a trait à la symptomatologie des phlegmasies qui m'occupent, je signalerai une classe d'inflammations qui se rapprochent beaucoup des inflammations articulaires, puisque, comme elles, elles ont lieu dans des membranes séreuses, et que j'appellerai, pour cela, *inflammations des séreuses.* Trois faits m'ont servi à constituer cette variété.

Le premier, emprunté à M. Syme et reproduit par M. Mercier (ouvrage cité, p. 457), est l'histoire d'un malade qui, à la suite d'une uréthrotomie externe, fut pris au cinquième jour de douleur des genoux, puis de symptômes d'épanchement dans le péricarde. La mort survint, à la suite d'un épanchement purulent des genoux. L'autopsie manque. Les deux autres faits ont été suivis de la vérification nécroscopique ; l'un est emprunté à la thèse de M. Moffait (*Recherches sur la phlegmasie des membranes synoviales des articulations;* Paris, 1810).

OBSERVATION XXXIV.

Un jeune homme d'assez bonne santé est traité, à l'Hôtel-Dieu, pour une fistule périnéale qui parut être urinaire. Une sonde laissée trois jours à demeure dans la vessie est retirée à la suite de douleurs articulaires. La fièvre se manifeste, les douleurs persistent, d'autres surviennent dans la poitrine et l'abdomen ; puis dévoiement, prompt amaigrissement, infiltration des membres, gêne extrême de la respiration, etc. Mort le douzième jour après l'apparition des douleurs.

Autopsie. Un ou deux verres de liquide séro-purulent dans la synoviale du genou droit. Synoviale rouge, d'aspect velouté, recouverte d'une couche membraniforme au devant de l'articulation. Pus dans plusieurs autres articulations. Épanchement de sérosité purulente dans les cavités du thorax et de l'abdomen.

Le troisième fait enfin appartient à la clinique de l'hôpital Saint-André de Bordeaux ; je le trouve dans le mémoire, déjà cité, sur la lithotritie, du professeur Chaumet (observ. 4, 1re série).

OBSERVATION XXXV.

Jean B....., 44 ans, de Preignac (Gironde), présente depuis longtemps des symptômes de myélite. Il entre le 20 juin 1843 dans le service du professeur Chaumet.

En examinant sa vessie, depuis longtemps frappée d'atonie, on y constate la présence d'un corps dur incrusté de calcaire. Le malade avoue que depuis vingt-trois jours un pampre de vigne dont il avait voulu se servir pour dilater son urèthre s'était brisé dans l'intérieur du canal.

Après un traitement préparatoire antiphlogistique et émollient pour prévenir la cystite, on procède à l'extraction du corps étranger avec les instruments lithotriteurs.

Neuf séances sont faites sans accidents. Après la dixième, qui n'avait rien offert de particulier, survient un accès de fièvre qui revient tous les jours, du 21 au 27 juillet. — Potion sulf. de quinine, 0,50 ; extrait de quinquina, 2,00 ; cataplasmes.

30 juillet. Éruption d'urticaire. — Saignée.

1er août. Onzième séance.

Le 7. Accidents généraux subits. Dyspnée, douleurs le long de la moelle suivant le trajet des nerfs intercostaux ; contractions des membres inférieurs, paralysie du côté gauche, selles involontaires. — Frictions camphrées, ventouses au niveau du diaphragme ; diète.

Le 8. Amélioration. Les douleurs intercostales sont devenues intermittentes.

Le 9. Face hippocratique. Douleurs dans tout le ventre, très-intenses à l'hypogastre ; urines épaisses, purulentes.

Le 10. Même état. Mort le soir.

Autopsie. (Nous ne lui empruntons que les détails qui nous intéressent).

Abdomen. Épanchement purulent dans le péritoine avec commencement de productions albumineuses.

Thorax. Poumons sains; plèvres injectées fortement et épaissies dans une vaste étendue. Même épanchement des deux côtés que dans le péritoine.

Organes génito-urinaires. Légères traces d'inflammation du rein et de l'uretère gauches; ramollissement de la substance corticale; état normal, du reste.

En rapprochant les trois faits précédents, et en faisant ressortir les analogies qu'ils nous semblent présenter entre eux, nous ne sommes pas sorti du cadre des phlegmasies qui nous occupent, puisque les inflammations des séreuses ont les mêmes caractères distinctifs que les phlegmasies musculaires et articulaires. Nous avons simplement voulu appeler l'attention des cliniciens sur une variété de ces phlegmasies, plus grave peut-être que les deux généralement admises et que nous croyons avoir indiquée le premier.

DIAGNOSTIC.

Bien entendu que dans l'étude du diagnostic des phlegmasies qui nous occupent, nous ne prendrons la maladie qu'au moment où se déclarent les symptômes locaux; nous n'avons rien à dire des accès fébriles antécédents, sur le diagnostic desquels nous avons assez insisté.

D'une manière générale, le diagnostic pourra être rendu difficile par la marche irrégulière de l'inflammation, l'empâtement du tissu cellulaire et la profondeur de la collection, ce qui retardera d'autant l'emploi d'un traitement opportun et les chances si peu nombreuses de guérison.

Quelques circonstances particulières pourront d'autres fois entraver le diagnostic de ces phlegmasies; ainsi, au lieu d'une douleur locale vive, les malades ne ressentiront quelquefois que de la gêne, de l'engourdissement, une douleur très-vague. Je citerai par exemple le malade n° 11 de M. Civiale. D'autres fois la phlegmasie prendra

une marche chronique, et ne consistera qu'en une gêne douloureuse, avec ou sans gonflement, et surtout sans les signes d'épanchement. Dans ces cas, malgré les antécédents opératoires, le
diagnostic pourra rester incertain par la singularité même des symptômes. D'autres fois même l'autopsie révélera des phlegmasies qui
étaient restées complétement latentes pendant la vie. Témoin ce
fait de suppuration des muscles de l'épaule observé par Lallemand,
et reproduit dans la *Bibliothèque du médecin praticien* (t. IV, p. 445) ;
ce fait de M. Civiale (n° 12), où l'on trouve du pus dans l'articulation du poignet droit sans que le malade y ait accusé aucune douleur. Prenons maintenant le cas le plus général où les phlegmasies
suivent la marche régulière que nous avons tracée, et voyons avec
quelles autres maladies on pourrait les confondre.

Avant tout, écartons une erreur que nous semble avoir commise
M. Perdrigeon : « La douleur, dit-il en parlant du symptôme qui apparaît en général le premier dans ces phlegmasies, aura son siége
tantôt au col de la vessie, dans les reins ou sur les viscères contenus dans l'abdomen. » Si la douleur siége au col de la vessie ou
dans les reins, nous retomberons dans les cas d'accès pernicieux
compliqués ; si sur un des viscères abdominaux, nous aurons probablement affaire à des symptômes d'infection purulente. Or, nous
le répétons, dans les cas qui nous occupent, nous avons affaire à
des phlegmasies ayant leur siége spécial et exclusif dans les masses
musculaires, les articulations ou les séreuses.

Au début, on pourra croire à une douleur rhumatismale, d'autant
plus que les malades accusent très-souvent un refroidissement de
l'avoir produite. A défaut de la circonstance d'une opération antérieure, la marche même de la maladie éclairera le diagnostic. Dans
le rhumatisme, en effet, la douleur continuera plus ou moins longtemps et ne sera pas suivie de ces rapides suppurations si caractéristiques dans les cas qui nous occupent.

Un phlegmon diffus, survenant chez un malade en cours de traitement pour une affection des voies urinaires, serait plus difficile

à distinguer, les symptômes ayant de grandes analogies. Mais un phlegmon a des périodes déterminées pour arriver à la suppuration, tandis qu'ici la suppuration, la douleur et le gonflement, sont presque simultanés. Une fois l'incision pratiquée, la nature du pus, séreux dans un cas, phlegmoneux et bien lié dans l'autre, éclairerait le diagnostic.

Si le malade était atteint de blennorrhagie, on pourrait croire à une arthrite blennorrhagique ; mais la rapidité des accidents, la non-diminution de l'écoulement uréthral, à l'encontre de ce qui arrive en général dans l'arthrite blennorrhagique, le commémoratif de l'opération, les accès fébriles antécédents, et surtout la rapidité de la suppuration, devront faire repousser l'arthrite blennorrhagique.

Les inflammations des séreuses pourront en faire accroire pour des épanchements simples dans le péritoine, la plèvre, le péricarde. Mais ici, outre l'opération et les accès intermittents qui auront précédé les symptômes locaux, il y aura la subite apparition de ces derniers, leur marche rapide et leur extrême gravité. Les épanchements purulents, qui, dans les cas ordinaires, constituent l'exception et n'arrivent dans tous les cas que graduellement, seront ici la règle et la seule phase de l'affection.

Pour résumer le diagnostic de ces phlegmasies, on peut dire qu'elles empruntent un caractère spécial et non méconnaissable à leur invasion subite, à l'empâtement spécial, à la suppuration rapide dont elles s'accompagnent, et enfin à leurs phénomènes généraux rapidement inquiétants.

PRONOSTIC.

D'une manière générale, et si on excepte des accidents précédemment étudiés, les accès pernicieux foudroyants, on peut dire que les accidents phlegmasiques impliquent un pronostic plus grave. On a, en effet, à combattre à la fois et la fièvre et la phlegmasie, qui chacune réclament leur traitement.

Nous avons vu cependant toute une série de cas qui constituent en quelque sorte une forme excessivement bénigne de ces phlegmasies. Dans ces circonstances, le mal est attaqué, alors qu'il est encore restreint, superficiel, et on arrive à enrayer l'inflammation. Ceci, il faut le dire, constitue l'exception ; mais, si la phlegmasie est étendue, profondément située, le plus souvent les ressources de l'art sont vaines.

Quelquefois cependant des phlegmasies arrivées à leur complet développement et s'accompagnant même de symptômes généraux graves ont pu, grâce à un traitement opportun, être conduites à bonne fin. Plusieurs faits rapportés par M. Civiale, le cas d'arthrite double des articulations tibio-tarsiennes guérie avec ankylose, que rapporte M. Velpeau, les observations 30, 31, 32 de ce travail, le cas de M. Syme, rapporté plus haut, où il obtint la guérison d'une inflammation commençante du péricarde, prouvent que dans les trois catégories de phlegmasies, il ne faut pas absolument désespérer du succès, et que le moyen le plus sûr de l'obtenir est d'attaquer le mal dès qu'il apparaît, si on a pu le reconnaître, chose quelquefois difficile, comme nous l'avons indiqué plus haut. Il n'en reste pas moins acquis que dans la grande majorité des cas, on doit redouter une issue funeste.

Si l'étendue, la profondeur de l'inflammation influent sur le pronostic, le siége a encore une bien plus grande importance ; toutes choses égales d'ailleurs, une phlegmasie musculaire sera moins grave qu'une phlegmasie articulaire.

Quant aux phlegmasies des séreuses, elles semblent plus graves encore. La tendance à l'épanchement purulent, qui domine ici comme dans les deux autres classes, en fait, si elle n'est prévenue à l'extrême début de la maladie, comme dans le cas de M. Syme, des affections tellement graves, que le chirurgien est à peu près désarmé.

13

Une dernière circonstance qui modifie sensiblement le pronostic est l'état de simplicité ou de complication de la maladie primitive des voies urinaires. Ici nous retrouvons les caractères que nous avons indiqués à propos des accès pernicieux compliqués. D'un côté, dans les cas simples, nous avons un sujet bien portant, dans toute la plénitude de ses forces vitales, chez qui les émollients, les sédatifs, les antiphlogistiques même, s'il en est besoin, pourront être largement employés ; de l'autre, dans les cas compliqués, un homme depuis longtemps atteint d'une sorte de fièvre latente que les manœuvres opératoires ont encore exagérée, et qui, à de nouveaux accidents, si graves déjà par eux-mêmes, n'aura à opposer qu'une constitution délabrée au plus haut degré.

La contre-indication, presque absolue dans ces cas, des moyens qui ont si bien réussi dans les précédents, réduit à peu près à rien le rôle du médecin, et le laisse spectateur impuissant d'accidents dont il ne peut combattre le développement et qui ont une issue presque fatalement malheureuse.

TRAITEMENT.

Je n'ai pas à m'occuper de la conduite à tenir contre les accès fébriles qui précèdent les manifestations locales de la phlegmasie ; ce sont des accès comme ceux qui nous ont occupé dans la première partie de ce travail, et auxquels on opposera le même traitement. Nous prenons la maladie au moment où se manifestent les symptômes locaux. Au début, on se bornera à placer le malade dans une chambre chaude, à prescrire le repos, la diète, une infusion légèrement aromatique, des cataplasmes émollients souvent renouvelés sur la partie douloureuse.

Si cette conduite suffit quelquefois, comme nous l'avons dit plus haut, pour amener la résolution des phlegmasies musculaires et articulaires, il nous semble qu'elle serait insuffisante au début des phlegmasies des séreuses. Dans ces cas, que le siége de la douleur doit faire soupçonner, on devrait toujours et au début avoir recours à des émissions sanguines locales. Nous voyons, dans le 22e fait de M. Civiale, les ventouses scarifiées réussir à faire disparaître des douleurs siégeant sur les deux côtés du thorax, provoquant de la dyspnée, et qui auraient peut-être, sans le traitement employé, été suivies d'inflammation des deux plèvres. C'est également à l'aide de sangsues que M. Syme, dans le fait déjà cité, triompha «des symptômes d'épanchement dans le péricarde.» Il semble que dans ces cas, dont les suites prochaines peuvent être si graves, il est toujours du devoir du chirurgien de prévoir la pire éventualité pour la combattre tant qu'il lui reste des chances de succès. Le moyen est d'ailleurs si peu compromettant, qu'on serait coupable de ne pas l'employer.

Si la douleur, disparue sous l'influence des moyens qui précèdent, reparaissait peu de temps après au même point ou se portait immédiatement sur un autre point, on se trouverait bien de l'apparition d'abondantes sueurs. Le 23e fait de M. Civiale en est un exemple. Au praticien d'imiter, dans des circonstances pareilles, la bienfaisante nature. Il devra provoquer d'abondantes sueurs ; les purgatifs et les dérivatifs pourront aussi, dans ces cas, procurer d'excellents effets.

Malgré les moyens précédents, il arrive souvent que la phlegmasie se localise franchement. Quelle sera la conduite à tenir ?

Nous l'avons vu à la symptomatologie, la marche des accidents est très-rapide dans ces cas ; l'état local comme l'état général deviennent bientôt graves et réclament tous deux la plus sérieuse attention. Nous allons indiquer d'abord les moyens locaux qui semblent devoir réussir dans les trois classes de phlegmasies.

A. *Phlegmasies musculaires.* Les sangsues, même en grand nombre, n'ont pas paru offrir d'efficacité ; elles n'ont réussi qu'à diminuer la douleur, sans modifier en rien la marche des autres symptômes. Le seul moyen efficace, et qui a quelquefois réussi, consiste à agir dès le début comme s'il y avait une fluctuation manifeste. On pratique sur la partie malade, suivant le cas, une série de mouchetures ou d'incisions profondes ; il s'écoule beaucoup de sérosité mêlée de sang, à laquelle se joignent plus tard des globules de pus en quantité relativement peu considérable. De cette manière, on prévient la formation de l'abcès, au lieu de laisser l'abcès se former et le malade s'épuiser par une abondante suppuration. Le mal se limite, les collections de pus se circonscrivent de plus en plus, et on voit en même temps l'état général s'améliorer.

Plusieurs faits viennent à l'appui de l'efficacité de ce traitement ; entre autres je citerai le 3ᵉ et le 4ᵉ de M. Civiale, les observations 39 et 32 de ce travail.

B. *Phlegmasies articulaires.* Quand la résolution n'a pas eu lieu, on peut espérer obtenir par les vésicatoires ce que les moyens simples indiqués plus haut n'ont pas réussi à amener. M. Civiale dit avoir eu ainsi quelques succès, dont un (24ᵉ fait) aurait demandé un mois et demi de traitement.

Pour nous, nous ne croyons la résolution possible que tant que l'épanchement n'est pas purulent, et en considérant la rapidité avec laquelle il le devient dans les cas qui nous occupent, on ne saurait trop se presser pour l'obtenir.

L'épanchement purulent est arrivé ; il ne reste au chirurgien qu'une ressource que j'appellerai héroïque, la ponction.

M. Velpeau l'a pratiquée chez un malade qui avait des épanchements purulents dans les deux articulations tibio-tarsiennes ; le malade a guéri, après avoir été pendant trois semaines en danger de mort. Un autre cas heureux (25ᵉ fait de M. Civiale) ne s'appuie que sur le dire du malade. M. Denucé l'a employée aussi chez le malade qui fait le sujet de la 31ᵉ observation de ce mémoire, sans que l'état, déjà fort grave du reste, ait empiré à la suite de l'opération. Ici le résultat définitif a été heureux, comme dans le cas de M. Velpeau. Malgré ces deux succès, on ne peut se dissimuler combien est grave la détermination qui consiste à mettre une articulation en contact avec l'extérieur, surtout quand il s'agit, comme ici, de vastes articulations.

Ce qui précède indique assez, pour que je n'y insiste pas, toute la gravité de ces cas, dans lesquels on n'a même pas la ressource de l'amputation en présence du fréquent envahissement de plusieurs articulations.

C. *Phlegmasies des séreuses.* Si les émissions sanguines locales n'ont pas suffi, on pourra, comme dans les inflammations articulaires, avoir recours aux vésicatoires, que l'apparition rapide de l'épanchement purulent rendra trop souvent inefficaces.

Enfin, comme moyen possible, quoique bien périlleux, on aura la thoracentèse et la ponction abdominale, que peu de chirurgiens, je crois, seront disposés à employer dans des cas aussi désespérés.

Moyens généraux.

Les opiacés ont été inefficaces dans ces cas ; ils ont eu l'inconvénient d'augmenter la prostration et l'abattement, auxquels les malades ne semblent que trop prédisposés. Dans les trois cas heureux que je cite (obs. 30, 31, 32), l'association du quinquina et de l'aconit a certainement aidé à obtenir la guérison, en soutenant les forces si compromises des malades, que la suppuration aurait anéanties complétement.

Nous avons successivement étudié les accès fébriles intermittents et les phlegmasies de nature particulière qui suivent les manœuvres opératoires pratiquées sur l'urèthre ; il nous reste, pour épuiser notre sujet, à aborder deux points de leur histoire qui leur sont communs : leur étiologie et leur nature intime.

ÉTIOLOGIE.

Le fait qui domine pour le praticien toute l'étiologie des accidents qui font le sujet de ce travail est tiré de cette considération, que toujours l'accès fébrile ou l'accident phlegmasique sont plus ou moins immédiatement précédés d'une irritation du canal uréthro-vésical. Cette irritation, due, dans la presque totalité des cas, à l'introduction d'un instrument dans l'urèthre, peut quelquefois reconnaître pour cause l'arrêt dans le canal ou l'expulsion spontanée d'un calcul. M. Civiale cite plusieurs cas de ce genre, et nous en avons un exemple dans l'observation 27 de ce travail.

Ces accidents n'ont été, que je sache, observés qu'une fois chez la femme, dans un cas que j'ai relaté plus haut (obs. 21). On peut attribuer cela à la brièveté et à la largeur du canal de l'urèthre chez la femme, qui rendent les explorations faciles, ainsi qu'à la rareté des maladies qui affectent chez elle le canal de l'urèthre, ce qui implique la rareté des manœuvres.

De l'absence de fièvre uréthrale chez la femme, on peut *a priori* être porté à penser que c'est le cathétérisme de la portion pénienne qui provoque la fièvre.

C'est ce que M. Chassaignac a cru pouvoir conclure aussi *a posteriori* et d'une manière expérimentale, en s'appuyant sur un fait de sa pratique que je trouve dans *l'Union médicale de Bordeaux*, 1857, page 446.

OBSERVATION XXXVI.

Il s'agit d'un homme atteint de fistules urinaires multiples, situées à la portion périnéale de l'urèthre, et chez lequel on pratiqua à plusieurs reprises et sans accidents le cathétérisme, en passant par les fistules. Une nouvelle fistule se déclare à la racine de la verge, à la portion bulbeuse de l'urèthre. M. Chassaignac introduit une sonde dans cette fistule et fait d'arrière en avant le cathétérisme de l'urèthre; puis il le refoule d'avant en arrière, sans dépasser la fistule. A la suite de ces manœuvres, il survient un accès pernicieux.

De ce fait et de l'absence de fièvre uréthrale chez la femme, M. Chassaignac croit pouvoir tirer la conclusion que nous indiquions plus haut.

M. Philips (p. 107) émet une opinion tout à fait contraire à celle de M. Chassaignac.

L'âge n'exerce pas sur la production des accidents d'influence marquée; remarquons cependant que les vieillards, étant plus sujets aux maladies anciennes des voies urinaires, seront plus exposés aux accès compliqués.

D'après M. Perdrigeon, les gens très-nerveux et pusillanimes seraient plus exposés à ces sortes d'accidents. M. Philips (p. 107) ne se trouve pas être du même avis. Pour nous, qui avons compulsé un très-grand nombre d'observations, nous croyons qu'on ne peut, à cet égard, donner aucune conclusion.

Un fait que signale M. Philips et que confirment les observations 4 et 9, c'est que les sujets profondément débilités sont plus exposés aux accès pernicieux. Le refroidissement des malades m'a paru avoir une plus sérieuse influence sur la production des accidents. Quatre fois (Civiale, t. III, p. 551 , obs. de fièvre algide, du service de Bérard, rapportée plus haut ; obs. 31 ; obs. avec syncope, de M. Dupuy) le premier accès est arrivé immédiatement après un bain ; une autre fois (obs. 4), les accès se sont aggravés parce que le malade est sorti de son lit; dans un cinquième cas (obs. 6), le malade avait fait une très-longue course après l'opération. Je n'ai trouvé cette cause indiquée nulle part.

On le voit par ce qui précède, nous avions bien raison de dire, en commençant cet article, que la seule circonstance qu'on peut toujours constater dans les cas d'accès fébriles ou d'accidents phlegmasiques est une manœuvre opératoire sur l'urèthre.

Everard Home, dans son traité des maladies de la prostate (1ʳᵉ partie, obs. 30), fait déjà remarquer l'aggravation qui peut survenir, dans les maladies des voies urinaires, par l'introduction d'une bougie ou d'une sonde. La nature de l'opération, la manière dont elle est

pratiquée, influent-elles sur la production de la fièvre? Il semble-
rait qu'une telle question dût être aussitôt résolue que posée, et
qu'une opération qui entraîne des incisions ou de brusques et longues manœuvres expose bien plus qu'un simple cathétérisme pratiqué avec facilité et sans douleur pour le malade. Il n'en est rien
cependant quand on consulte les faits, et on est forcé de convenir
que toute opération sur l'urèthre, simple ou grave, longue ou courte,
brusque ou ménagée, que dis-je? que toute irritation mécanique du
canal, même sans opération, est susceptible d'amener des accidents,
et que ceux-ci ne sont pas en rapport de gravité avec celle de l'opération.

Pour nous en assurer, jetons un coup d'œil sur les faits.

Dans les observations 7, 9, 11, 12, 13 de ce mémoire, nous voyons
un cathétérisme simple, facile, amener les plus graves accidents.
Dans le n° 5, c'est le simple passage d'un numéro de sonde à un
autre immédiatement supérieur, qui est la seule cause constatable des
accès. En regard, nous voyons les manœuvres les plus répétées, les
plus douloureuses, telles que 60 cautérisations faites sur un même
sujet (Lallemand, obs. 2, 2ᵉ série), des fausses routes multiples sur
un sujet affecté d'un grand traumatisme de l'urèthre (*in* thèse Hornbostel, 1859, n° 30, obs. 13), n'être suivies d'aucun accident.

D'autre part, on voit toutes les opérations, cathétérisme simple,
cautérisation, lithotritie, uréthrotomie, les amener indistinctement
(*passim*); deux opérations différentes les produire également chez
le même sujet (obs. 4); l'uréthrotomie en être exempte, alors qu'auparavant la simple dilatation les avait amenés (obs. 40). Quelquefois
il n'y a pas eu d'opération, mais seulement arrêt d'un fragment de
calcul dans le canal (obs. 27).

En présence de ces faits, on est bien obligé d'avouer qu'on ne
saisit en rien la liaison qui unit la manœuvre opératoire aux accidents signalés, et qu'on ne sait qu'une chose, c'est que ces derniers
sont toujours précédés par la première.

Partant de là, on devrait être amené à chercher si, à côté de la manœuvre opératoire insuffisante pour expliquer ce qui se passe, on ne trouverait pas quelque autre chose qui en rendrait compte. C'est ce qu'a fait M. Civiale; et, tout en reconnaissant comme cause déterminante, occasionnelle de l'accident, la manœuvre opératoire (t. III, p. 594), il admet en outre chez le malade une prédisposition à l'accident qui existe antérieurement à l'opération, et sans laquelle celle-ci reste inoffensive.

Pour démontrer la nécessité d'admettre cette prédisposition et de ne pas attribuer exclusivement les accidents à la manœuvre opératoire, il fait remarquer ce que nous avons prouvé plus haut : 1° que toutes les opérations ne sont pas suivies d'accidents; 2° que les opérations les plus graves ne sont pas celles qui en produisent le plus, et qu'au contraire on les voit survenir après les plus simples; 3° qu'on voit survenir des accidents analogues chez des sujets atteints de maladies des voies urinaires, mais n'ayant pas subi d'opération; 4° que la physionomie des accidents diffère suivant l'état du malade antérieur à l'opération; 5° que les accidents arrivent, en certains cas, si longtemps après la manœuvre opératoire, qu'on n'est pas fondé à les attribuer à elle seule.

Ainsi, pour M. Civiale, il y a deux ordres de causes : cause déterminante, la manœuvre opératoire nécessaire, mais non suffisante pour expliquer les accidents; cause prédisposante, tirée des conditions du sujet.

Nous partageons cette manière de voir, et, pour ne citer qu'un exemple, comment expliquer autrement que par une singulière prédisposition l'histoire de ce malade de notre observation 26, qui d'abord, malgré les bains, les sondes à demeure, supporte très-bien le traitement, puis est pris un beau jour, sans cause appréciable, d'accès fébriles qui se renouvellent? On les guérit; on reprend le même traitement, ils reparaissent.

On serait mal venu à accuser, dans ce cas, la manœuvre opératoire; car l'accès, qui, dans la première partie du traitement, était survenu alors qu'on employait la bougie n° 10, n'arriva dans la seconde qu'au n° 16.

En admettant dans la production des accidents les deux causes que je viens d'indiquer, je crois cependant qu'on peut, d'une manière générale, reconnaître les cas où l'une d'elles agit plus spécialement. Ainsi un sujet est jeune, bien portant, atteint seulement d'un léger obstacle au cours de l'urine ; on le soumet à une opération, et il survient des accidents. Ici, je crois, la manœuvre opératoire est presque seule responsable. L'observation 1re, où trois fois l'opération ramène la fièvre, en est un exemple. Qu'au contraire on ait affaire à un homme atteint de maladie ancienne et grave des voies urinaires, qui a eu, dans le cours de sa maladie, soit des accès fébriles plus ou moins marqués, soit des gonflements articulaires ; on l'opère, et il survient des accidents. Ici la prédisposition me semble jouer le principal rôle. Mais le point pratique de la question est, à mes yeux, qu'on peut deviner cette prédisposition à l'aide des antécédents, et prévenir ainsi, en s'abstenant, dans les cas graves, de toute opération, soit les accidents fébriles, soit les inflammatoires. J'ajouterai qu'il est des cas qui déjouent toute prévision : je veux parler des accès foudroyants. Ici aussi il y a bien une prédisposition, mais qui le plus souvent ne peut être soupçonnée et ne se révèle que par ses terribles effets. C'est le *quid ignotum*, devant lequel nous devons encore, dans les cas qui nous occupent, courber tristement la tête.

Mais, pour sortir de cette exception que je devais signaler, et rentrer dans les cas ordinaires, je crois pouvoir tirer quelques conclusions pratiques de la part respective que j'ai faite, dans la production des accidents, à l'opération et à la prédisposition.

M. Civiale me paraît être tombé dans l'exagération contraire à celle qu'il combat. A force de voir partout l'influence de la prédisposition, il oublie celle de l'opération, et en vient à reprocher aux praticiens l'habitude assez générale de ne pas continuer le cathété-

risme quand surviennent les accidents fébriles et inflammatoires. Je
crois qu'il faut distinguer.

Laisser une sonde à demeure ou sonder de nouveau les sujets
chez qui on croit que la manœuvre opératoire a surtout produit les
accidents serait, ce me semble, illogique et imprudent. Nous
avons vu M. Broca (cas cité) prévenir un second accès en ôtant
une sonde qu'il avait laissée à demeure. Ce serait de plus inutile,
puisque chez eux l'urine en général n'est arrêtée que par un obstacle qu'elle peut franchir seule. Que dans les cas compliqués où,
comme nous le verrons plus loin, la stagnation de l'urine semble
jouer un grand rôle dans la production des accidents, M. Civiale
veuille, en sondant le malade, venir en aide à l'impuissance de la
nature, nous le comprenons et l'approuvons; encore fera-t-il très-
bien d'attaquer auparavant la prédisposition aux accidents qui domine la situation, en combattant, s'il le peut, la maladie qui en-
gendre cette prédisposition. Sans cela le cathétérisme serait plus
nuisible qu'utile, en allant prêter la main à la cause prédisposante
pour produire les accidents fébriles ou inflammatoires.

NATURE.

Nous arrivons à la dernière et peut-être à la plus délicate partie
de notre travail, la question de savoir quelle est la nature intime
des accidents fébriles et inflammatoires. Nous ne prétendons pas
trancher une question dont la solution est entourée de si grandes
difficultés. Nous présenterons donc les opinions émises par nos de-
vanciers, et nous y ajouterons l'exposé des efforts que nous avons
tentés, en nous livrant surtout à des expériences sur les animaux,
pour porter notre part de lumière dans la question.

Bon nombre d'idées ont été émises sur ce sujet. En les examinant
avec soin, on s'aperçoit qu'on peut les diviser en deux catégories :
l'une qui comprend les opinions émises sur la nature de la fièvre
uréthrale, en tant seulement que fièvre d'accès; l'autre embrassant

celles qui considèrent la fièvre uréthrale dans ses rapports de connexion avec les phlegmasies qui nous ont occupé. Ceci est encore un argument en faveur de la non-identité des accidents fébriles et inflammatoires, puisque les opinions sur la nature des premiers ont dû changer dès qu'on s'est aperçu de leurs rapports avec les seconds.

Je serai très-bref sur la première catégorie, la regardant plutôt comme de l'historique, aujourd'hui qu'il est reconnu qu'on doit envisager la question au point de vue commun des accès et des phlegmasies.

Bonnet attribuait les accès fébriles à un trouble de la calorification. Les malades atteints d'une affection des voies urinaires sont, dit-il, très-sensibles au froid ; le passage seul de la sonde, pour peu qu'il y ait douleur, produit une sueur froide, un très-grand abattement. Cette action hyposthénisante, jointe à celle d'un froid habituel, amène une dépression des forces, un ralentissement de toutes les fonctions, d'où naissent les accidents.

Pour M. Heurteloup, les accidents sont dus à une défaillance nerveuse qu'il dépeint ainsi : « Un état où il y a non pas oubli, mais impuissance de la masse cérébro-spinale de commander aux contractions musculaires par extinction ou suspension momentanée de la sensibilité générale. »

M. Reybard (p. 401) accuse de la production des accès dans la scarification l'inflammation de la plaie ; or je ne sache pas qu'une inflammation donne lieu à des accès intermittents ; dans l'uréthrotomie, la douleur produite par le passage de l'urine sur la plaie (obs. 1). Tout en ne trouvant là d'explication que pour une seule opération, je dois reconnaître qu'on a noté assez souvent la douleur dans les cas que j'ai consultés, mais plutôt la douleur due à l'introduction de l'instrument ; d'ailleurs le passage de l'urine ne peut guère être douloureux que lorsqu'il y a eu incision du canal, et la fièvre se produit dans bien d'autres cas.

M. Perrève (*Rétrécissements,* p. 189) explique ainsi la production
de la fièvre :

« Le canal, péniblement impressionné par le passage de l'instrument, transmet cette impression à la vessie, qui, liée par les filets du
grand sympathique avec les autres viscères, réagit sur eux et amène
ainsi un trouble général de l'économie qui se traduit par des accès
fébriles. »

De là résulte aussi que l'intensité de la fièvre est en raison directe
de la sensibilité du sujet. Nous avons vu (obs. 7) la fièvre survenir
chez un sujet qui avait montré une grande appréhension de l'opération.

Dans toutes les explications qui précèdent, on n'avait pas envisagé
la question sous son véritable jour ; ce n'est que lorsqu'on a eu la
notion des rapports des accidents fébriles et phlegmasiques qu'on
est entré dans la voie qui doit conduire au but. Nous allons donc
examiner avec attention la seconde catégorie d'opinions qui ont été
émises.

A. *Phlébite.* On a pendant longtemps attribué les accidents qui
nous occupent à une phlébite produite par l'introduction d'un instrument dans l'urèthre. On a en effet, dans beaucoup de cas, trouvé
du pus dans les veines du plexus prostatique et même dans celles du
petit bassin. Beaucoup de chirurgiens ont vu, à la suite d'opérations
sur l'urèthre, leurs malades succomber à des accidents de phlébite
et d'infection purulente. M. Richet (*Anatomie chirurgicale,* p. 676)
cite deux cas de ce genre ; M. Icard, dans sa thèse inaugurale (Paris,
1858, n° 199), en cite un grand nombre. M. Syme (*On strict.,* p. 46)
dit avoir vu un de ses malades succomber à une disposition pyohé-
mique. Ceci me paraît assez vague, aussi bien que l'*état d'irritabilité*
auquel le même chirurgien (*ibid.,* p. 45) attribue la mort d'un autre
de ses malades, placé dans les mêmes circonstances. Mais aurait-on
des doutes sur la possibilité de la phlébite à la suite des opérations
sur l'urèthre, les faits tels que celui que je vais rapporter, et que

j'emprunte à M. le D' Soulé (rapport cité), suffiraient pour les détruire.

OBSERVATION XXXVII.

Un homme atteint de rétrécissements calleux multiples est soumis plusieurs mois à la dilatation, sans qu'il apparaisse de fièvre. Celle-ci n'amenant aucun résultat, on pratique l'uréthrotomie. Quatre ou cinq jours après, le malade est pris d'un frisson suivi de fièvre. On administre le quinquina, qui ne produit aucune amélioration. Les redoublements sont biquotidiens, accompagnés d'une grande irrégularité dans les symptômes. La mort survient à la suite d'un état typhoïde et ataxique.

A l'*autopsie,* on trouve du pus dans les veines, les articulations; le foie contient de nombreux abcès.

C'est certainement là un cas type d'infection purulente, et d'ailleurs il y aurait, en dehors même des faits, singularité à prétendre qu'une opération sanglante pratiquée sur l'urèthre ne peut pas, comme toute autre opération sanglante, provoquer la phlébite et l'infection purulente. Mais cette explication ne peut pas servir au genre de faits que nous avons étudiés, car :

1° Il ne peut y avoir de pus résorbé, s'il n'y en avait pas de formé. Or, dans la plupart des cas (obs. 5, 7, 8, 12, 13 et autres), non-seulement l'autopsie ne fait pas découvrir de pus, mais même pas la plus légère éraillure du canal.

2° Dans certaines opérations où se produisent de grands délabrements de l'urèthre, et où par suite la phlébite serait fort à redouter, il ne survient pas le moindre accident. J'ai déjà signalé ce fait à l'article *Étiologie.*

3° Les accidents débutent peu de temps après l'opération et consistent le plus souvent en accès fébriles séparés par des intervalles de calme; on observe le contraire dans l'infection purulente.

4° La guérison, sans être de règle, est fréquente dans les cas qui nous occupent; on l'obtient rarement dans l'infection purulente.

5° Les accès foudroyants, qui, comme l'infection, sont fatalement mortels, tuent en peu de temps, tandis que l'infection a une marche lente.

6° Dans les cas qui se rapprochent le plus des symptômes de l'infection, on ne retrouve pas la coloration terreuse, si commune dans cette terrible complication.

7° Dans aucun enfin, l'autopsie n'a fait retrouver les abcès viscéraux du foie, du poumon, qui, dans la presque totalité des cas, accompagnent l'infection purulente.

B. *Néphrite*. Plusieurs auteurs, et dernièrement encore M. le professeur Trousseau (*Gaz. des hôpitaux*, 23 février 1861), ont attribué à la néphrite les accidents qui suivent les opérations sur l'urèthre. Je me bornerai à faire remarquer que les cas compliqués sont les seuls où on ait constaté la néphrite; que dans les cas simples, où rien, avant le cathétérisme, n'avait fait soupçonner une néphrite, il n'a pu suffire, pour la faire naître, du temps qui s'est écoulé entre l'opération et l'apparition du premier accès; qu'enfin les douleurs qui peuvent, chez un malade, faire soupçonner une néphrite, disparaissent quelquefois subitement, comme pour montrer combien ce diagnostic est incertain (voir le 5ᵉ fait de phlegmasie de M. Civiale).

Cela dit, pour éviter qu'on ne voie de la néphrite là où il n'en existe pas, il n'en reste pas moins certain que dans beaucoup des cas qui donnent lieu à des accès pernicieux compliqués, on trouve à l'autopsie de véritables néphrites; je ne citerai, pour le prouver, que les observations 18, 28, et l'observation à forme pectorale de ce travail, et un fait de M. Caudmont rapporté dans les *Bulletins de la Société anatomique* (décembre 1859). Que si, ne se limitant pas à la théorie de la néphrite, on élargit la question, et on dit que les accidents *sont toujours dus à une lésion soit organique, soit fonctionnelle du rein*, on me semblera être dans le vrai. Je reviendrai tout à l'heure sur cette question.

C. *Introduction dans le sang de certains principes de l'urine.*
Cette cause, que j'énonce exprès de la façon qui précède, parce
que dans ces termes elle ne préjuge rien, réunit aujourd'hui, avec
la néphrite, toutes les opinions, sauf des nuances que je me pro-
pose de discuter.

Les raisons qui font admettre cette cause sont les suivantes :

Il existe d'abord de l'analogie entre les symptômes des accidents
qui nous occupent et ceux qui résultent de l'introduction dans le
sang d'un produit anormal, comme le pus.

Nous avons vu qu'on a à tort attribué ces accidents à la phlébite ; mais c'est leur analogie avec cette affection qui a frappé
M. Velpeau, lorsqu'il a émis, dans ses leçons, l'idée que le sang, mélangé à certains principes de l'urine, pourrait bien être leur cause
productrice.

Une seconde raison se tire de la nature de certains abcès, de ceux
surtout qui ont pour siége les masses musculaires. Le liquide qui
les remplit se compose, comme nous l'avons déjà fait remarquer,
d'une grande quantité de sérosité jaunâtre, mêlée d'un pus qui a une
grande analogie avec celui des abcès urineux. Ces abcès, comme les
collections urineuses, ont de la tendance à envahir de grandes étendues de tissu cellulaire, et, chose plus probante encore, quelquefois, quand on incise ces abcès, on est frappé d'une forte odeur
d'urine qui s'en exhale. Ceci est arrivé à l'autopsie du malade qui
fait le sujet de l'observation 6 de M. Perdrigeon, et a aussi été noté
par M. Civiale.

Une dernière raison enfin, c'est qu'on est encore à trouver une
meilleure explication, et que dans cet état de choses, il faut bien
accepter celle qui réunit en sa faveur le plus de probabilités.

Mais de ce que l'urine semble se retrouver dans certains abcès,
s'ensuit-il qu'elle a dû passer à travers le sang pour y arriver ?

Il y aurait certainement une autre voie : l'urine pourrait fuser à travers les gaînes musculaires pour arriver directement au lieu de l'abcès.
C'est le mécanisme qu'admet Lallemand (ouvr. cité, p. 329). Mais,

dans ce cas, on retrouverait à l'autopsie la route suivie par l'urine, et c'est ce qui n'est jamais arrivé.

De là nous concluons que c'est bien l'introduction dans le sang de certains principes de l'urine qui produit les accidents.

Comment peut se faire cette introduction ?

Ici deux opinions sont en présence :

Ou bien l'urine, une fois formée, serait absorbée par les vaisseaux lymphatiques et veineux ; cette absorption aurait lieu dans l'urèthre, que la muqueuse ait été ou non éraillée par la sonde. Dans le premier cas, les vaisseaux divisés absorberaient directement l'urine, comme ils absorbent, dans les mêmes conditions, en tout autre point de l'organisme ; dans le second, le passage de la sonde aurait changé les conditions physiologiques de la muqueuse, de façon à lui permettre d'absorber sans être déchirée. L'absorption pourrait aussi se faire dans les reins par les veines et les lymphatiques, comme elle se fait probablement par la bile dans les cas d'ictère.

Dans la seconde opinion, les reins n'élimineraient pas du sang les principes destinés à faire de l'urine, et ceux-ci iraient avec le sang se répandre dans tout le corps et former en certains points des dépôts urineux. Ce défaut d'élimination serait dû au trouble qu'aurait produit l'opération sur les fonctions sécrétoires du rein.

M. Civiale (t. III, p. 614) paraît pencher vers la première opinion ; il se borne à l'indiquer, sans en donner les raisons. M. Perdrigeon ne se prononce pas. Mais M. de Saint-Germain, suivant en cela les idées de M. Maisonneuve, croit à l'absorption de l'urine toute formée. Voici les raisons que donne ce chirurgien à l'appui de son opinion :

La gravité des accès serait en raison directe de la grandeur de la déchirure de l'urèthre et de la décomposition de l'urine. Nous ne pouvons admettre ce fait ; car nous avons vu les accès les plus graves (obs. 5, 7, 8, 12, 13) arriver chez des individus jeunes, bien portants, chez qui par suite les urines n'étaient pas altérées, et à l'autopsie desquels on trouvait le canal sain. Par contre, nous avons cité un cas où existaient des fausses routes, dans lequel par conséquent l'urine avait grande facilité à être absorbée directement, et où ne survint pas d'accès (thèse Hornbostel, obs. 15). M. de Saint-Germain reproduit lui-même cette observation.

Deux autres arguments de M. Maisonneuve, qui semblent se confondre en un seul, consistent à dire :

1° Que le frisson ne survient jamais avant que le malade ait uriné, et en général peu d'instants après la miction.

2° Que dans les cas de fistules urinaires, on peut faire sans accidents une opération quelconque sur la partie du canal non traversée par l'urine, et que, si le canal redevient perméable, les opérations sont suivies d'accidents. Ce qui revient à dire que c'est le simple passage de l'urine qui produit les accidents.

Tout en tenant comme très-exactes les assertions contenues dans ces deux propositions, nous avouons ne pas bien comprendre comment le simple passage de l'urine peut donner lieu, en quelques instants, à un accès de fièvre.

Si nous n'avions des raisons sérieuses pour donner la préférence à la seconde théorie, nous préférerions à l'absorption de l'urine, telle que l'entend M. Maisonneuve, celle qui, selon M. Civiale (t. III, p. 615), s'exercerait « non d'une manière brusque, spontanée, mais avec lenteur et persévérance. » Mais nous croyons plutôt à l'incomplète élimination des matériaux de l'urine par le rein, en faveur de laquelle nous avons plusieurs opinions respectables, et de plus les expériences de M. Claude Bernard et les vivisections que nous avons faites et qui ont achevé de nous convaincre.

Élimination incomplète des matériaux de l'urine. M. Mercier, qui s'est occupé spécialement des maladies des voies urinaires, dit, dans son ouvrage (p. 254), en parlant de l'influence des manœuvres opératoires sur l'issue funeste d'une maladie des voies urinaires :

« Il semble que, *la sécrétion de l'urine ne se faisant pas d'une ma-*

nière parfaite, le sang ne se trouve pas suffisamment épuré et devient offensif pour tous les organes qu'il alimente;» et, à l'appui de ces réflexions, il cite entre autres l'observation qui les précède.

Dans sa thèse inaugurale, M. le Dr Mauvais (1860) attribue la fièvre uréthrale à l'urémie. Or qu'est-ce que l'urémie, sinon l'incomplète élimination, par le rein, de l'urée contenue dans le sang? Ceci revient donc entièrement à notre manière de voir.

M. Félix Bron, dans un travail récent sur la fièvre uréthrale, admet que le cathétérisme produit un état nerveux qui arrête les sécrétions, et entre autres la sécrétion urinaire. Le rein, ne fonctionnant point ou mal, laisse dans la circulation des matériaux de l'urine non élaborés; de là des accidents fébriles.

Jusqu'ici je suis très-d'accord avec M. Félix Bron; mais je ne le suis plus quand, recherchant la cause de cet état nerveux, il la trouve dans une douleur spéciale due au passage d'un instrument quelconque dans un tissu inodulaire ou cicatriciel; et il ajoute qu'il n'y a d'accident fébrile que quand ce tissu existe.

M. le Dr Soulé, de Bordeaux, dans un rapport sur le travail de M. Félix Bron, fait à la Société de médecine, et auquel j'ai emprunté plusieurs observations, réfute victorieusement cette seconde partie de la théorie de M. Bron. Nous sommes entièrement de son avis, et nous allons résumer ses arguments (*Union médicale de Bordeaux,* 1849).

Pour M. Soulé, c'est surtout la sensibilité spéciale du sujet qui influe sur la production de la fièvre. C'est assez, comme on le voit, l'opinion de M. Perrève que nous citons plus haut. Pour prouver que l'élément douleur n'est pas exclusivement attaché au rétrécissement, M. Soulé avance, avec raison, que la sensibilité est plus grande dans les rétrécissements commençants que dans ceux qui sont devenus fibreux, plus grande encore dans un urèthre sain ou très-récemment malade. Il faudrait, dit-il, pour justifier la théorie de M. Bron, soumettre au cathétérisme des sujets sains, et cela sans accidents. Or, dans l'opinion du rapporteur, ce cathétérisme, qu'on n'a pas occasion de faire, produirait des accès fébriles chez tous les sujets nerveux. A l'appui de son dire, M. Soulé cite deux observations de fièvre uréthrale, suivie de mort, sans lésion aucune de l'urèthre (obs. 7 et 8 de cette thèse).

Pour nous qui croyons surtout à l'éloquence des faits, il ne pouvait mieux terminer sa réfutation, qui nous paraît des plus complètes.

Dans tout ce qui précède, nous avons cherché à établir par des faits cliniques notre opinion que les accidents dont nous recherchons la nature sont dus à l'incomplète élimination, par le rein, des matériaux de l'urine contenus dans le sang ; nous allons nous appuyer maintenant sur des expériences directes.

M. Claude Bernard remarqua la coloration rouge du sang de la veine rénale chez des animaux qui urinaient abondamment ; en irritant le rein, le sang devenait noir ; il était noir aussi quand la sécrétion du rein ne se faisait pas. Je reconnais, avec M. Maisonneuve, que les expériences eussent été plus concluantes, si les animaux ainsi observés avaient eu des accidents fébriles ; mais je crois pouvoir dire néanmoins avec M. Philips (p. 640) : « Il semble que, la sécrétion du rein étant troublée pour une cause que nous ne pouvons encore définir, le sang qui sort de cet organe est altéré, et que c'est probablement à cette altération qu'il faut attribuer les désordres fébriles et inflammatoires. »

Quant à l'autre objection de M. Maisonneuve, qu'il ne suffit pas de deux heures pour la production d'une néphrite, nous répondrons qu'il n'est pas possible de dire si c'est une néphrite qui, dans ce cas, trouble la sécrétion du rein, puisque, M. Philips vient de nous le dire, nous ne pouvons encore définir cette cause.

J'arrive maintenant aux expériences que j'ai tentées moi-même, pendant les mois d'octobre et novembre 1860, dans l'amphithéâtre de l'École de Bordeaux. J'avais obtenu la précieuse assistance de M. le Dr Oré, professeur de physiologie à l'École, auteur des belles recherches sur l'oblitération de la veine porte, et dont la haute habileté en vivisection ne saurait être contestée.

Il a bien voulu m'aider dans toutes mes expériences, et venir avec moi en constater les suites.

Partant de cette idée, que l'introduction dans le sang de l'urine toute formée était la cause des accidents fébriles et inflammatoires, il était facile de reproduire chez des animaux cette introduction, et de déduire de ses résultats des conclusions qu'on pourrait appliquer à la pathologie humaine, en tant du moins qu'il y a analogie acceptable entre l'organisme des animaux et le nôtre. Pour rapprocher les distances le plus possible, et aussi à cause de leur résistance vitale, j'avais choisi des chiens pour les faire servir à mes expériences.

Après avoir, chez un premier chien, mis à découvert la prostate pour nous rendre compte de sa véritable disposition, nous pûmes commencer nos expériences :

Première expérience (3 octobre 1860). — Après avoir, chez un chien de forte taille, mis à découvert la prostate, nous injectons dans une veine de moyenne grosseur, située sur le lobe gauche de cette glande, et à l'aide d'une petite seringue à injections sous-cutanées, une seringue pleine d'urine d'homme nouvellement rendue. Nous recouvrons la peau à l'aide d'une suture, et nous laissons le chien en liberté dans l'amphithéâtre.

Deuxième expérience (13 novembre 1860). — Chien de forte taille. Injection de la même manière que dans la première expérience de deux seringues d'urine qui avait été rendue le 5 novembre et était en pleine décomposition.

Troisième expérience (14 novembre 1860). — Craignant que les premières expériences n'aient pas été bien faites, et que l'injection, au lieu de pénétrer dans le vaisseau, en ait brisé les parois assez minces, et se soit perdue dans le tissu de la glande, nous modifions le procédé, et nous injectons deux seringues de la même urine que la veille, datant du 5 novembre, dans une très-grosse veine située à la face inférieure de la verge. L'injection, faite avec beaucoup de soin, pénètre en entier dans le vaisseau.

Quatrième expérience (14 novembre 1860). — Mettant à découvert la même veine que chez le troisième chien, nous injectons quatre seringues d'urine rendue de la veille.

Dans les quatre cas, les animaux furent laissés libres après l'opération, et soumis à une observation de tous les instants. Or chez tous, que l'urine ait été récente ou ancienne, en petite ou en grande quantité, injectée par l'un ou l'autre des deux procédés, nous observâmes les mêmes choses. Immédiatement après l'opération, l'animal était triste, n'aboyait pas, restait à la même place, ne se mouvant que quand on l'y forçait, et très-lentement ; il refusait toute nourriture. Cet état persistait de douze à quinze heures, puis disparaissait peu à peu ; la plaie se cicatrisait, et l'animal était comme s'il n'avait jamais été opéré. Chez le premier chien, l'état de souffrance persista pendant deux jours, mais nous l'attribuâmes à la manière défectueuse dont il avait été attaché durant l'opération, et qui nous avait forcés, pour le retenir, de comprimer assez longtemps sa poitrine et, par suite, de gêner sa respiration.

Quant à des frissons assimilables à nos accès de fièvre et à des collections purulentes qui auraient pu ressembler aux nôtres, nous n'observâmes rien de pareil.

Nous allâmes plus loin, et, pour mieux asseoir ma conviction, je fis assommer et j'autopsiai le troisième chien, qui avait reçu l'urine la plus décomposée, et paraissait, plus que les autres, devoir m'offrir quelque résultat ; tout chez lui était dans le plus parfait état d'intégrité.

En présence de résultats aussi négatifs, alors que nous avons reproduit autant que possible les conditions d'introduction de l'urine dans le sang, et que l'urine a été injectée en quantités différentes et sous trois états de diverses conservations, sommes-nous trop téméraire de croire que cette nouvelle preuve contre la théorie de l'absorption de l'urine en nature, ajoutée aux autres raisons cliniques et expérimentales que nous avons présentées contre cette théorie, et pour celle de l'incomplète élimination par le rein des matériaux de l'urine, donnera à cette dernière la préférence?

Pour résumer toute cette discussion, nous ferons remarquer que les deux seules théories qui subsistent encore après notre examen se rapportent à une lésion du rein ; c'est donc toujours dans le rein qu'on devra chercher la source des accidents fébriles ou inflammatoires. Quand on consulte les faits que nous avons indiqués, on trouve trois catégories de faits :

Dans la première catégorie (obs. 3, 20, 21, 22, cas à type rémittent de Reybard), il y a eu pendant la maladie des symptômes d'altérations du côté des reins, qui sont presque certaines, mais n'ont pu être rigoureusement vérifiées, soit que les malades aient guéri, soit qu'on n'ait pu en faire l'autopsie.

Dans la deuxième, il y a eu des altérations constatées du rein, depuis la simple congestion (obs. de forme algide foudroyante de Bérard) et la néphrite commençante (obs. 35) jusqu'aux néphrites suppurées les mieux caractérisées (obs. 18, 28, cas compliqué à forme pectorale de Civiale).

Dans la troisième (obs. 5, 7, 8, 12, 13), l'autopsie n'a permis de découvrir dans le rein aucune lésion organique. Ici, sans être certainement aussi affirmatif, puisqu'on n'a pas en main de preuve matérielle, ne peut-on pas dire qu'il y a eu *lésion fonctionnelle* du rein, sous l'influence de laquelle cette glande a incomplétement éliminé du sang les matériaux de l'urine? Aux raisons que j'ai données plus haut en faveur de cette théorie, j'ajouterai ce fait bien connu de la rapidité avec laquelle se modifient les sécrétions sous l'influence d'une excitation quelconque. Cette excitation serait due ici à la manœuvre opératoire.

Donc, *lésion constante du rein* dans les cas qui nous occupent, qui sera ou une *lésion organique* parfaitement constatable ou une *lésion de la fonction sécrétoire* qui paraît des plus probables.

Avant de terminer ce chapitre, qui est le dernier de mon travail, je veux examiner une idée que M. Perdrigeon (p. 39) a présentée un peu trop timidement peut-être, et que j'ai cherché à approfondir davantage.

Rappelant qu'on attribue les miasmes des marais, qui produisent la fièvre intermittente paludéenne, à la décomposition ammoniacale des détritus végétaux et animaux, et que l'urine subit très-facilement cette même décomposition, M. Perdrigeon ajoute :

« Quoi d'étonnant, si toutefois ce genre de décomposition peut avoir lieu dans l'urine encore contenue dans le corps humain, que l'on voie survenir, sous l'influence de deux causes à peu près identiques, des accidents qui se ressemblent à tel point qu'on pourrait facilement les confondre, si l'on ne tenait le plus grand compte de l'étiologie? »

Cette hypothèse, car c'est là, comme on le voit, la forme sous laquelle l'idée est présentée, m'ayant paru au moins très-ingénieuse, j'ai cherché si les faits pouvaient me fournir quelque chose pour ou contre elle, et j'ai remarqué les faits suivants, qui sembleraient plaider en sa faveur :

1° Dans la 27ᵉ observation de ce travail, on a noté très-positivement des accès de fièvre paludéenne dans les antécédents du malade. M. Mercier (*loc. cit.*, p. 272) rapporte l'observation suivante :

OBSERVATION XXXVIII.

Un homme de 64 ans, habitant une contrée marécageuse des Vosges, était sujet à des accès de fièvre intermittente très-graves ; il ne se passait guère de printemps et d'automnes sans qu'il en éprouvât, et il avait eu une attaque des plus violentes au mois de mai dernier. Je l'ai opéré, le 8 novembre 1852, d'une valvule prostatique qui provoquait une dysurie habituelle. L'opération fut prompte et simple, et le malade fut très-gai toute la journée; mais, vers trois heures de l'après-midi, un frisson se manifesta et fut suivi de chaleur et de sueur avec des phénomènes absolument identiques à ceux qu'il éprouvait habituellement. Les accès parurent d'abord se modérer sous l'influence du sulfate de quinine que nous donnâmes sous diverses formes; mais ils se reproduisirent le 13 avec une nouvelle violence, et le malade succomba.....

Autopsie. — Nous trouvâmes toutes les glandes de l'abdomen ramollies et fortement congestionnées, mais sans trace de pus. Les organes urinaires, pas plus que la plaie, n'offrent rien de particulier. Nous sommes restés convaincus que ce malade avait succombé à une véritable fièvre intermittente pernicieuse, dont l'opération avait sans doute favorisé l'explosion.

Ici le malade n'avait pas eu depuis quelque temps d'accès paludéens. Nous allons voir, dans un autre cas cité par M. J. Roux, les accès de l'opération arriver en même temps que les accès paludéens (*Gaz. des hôpitaux*, 1859, p. 75).

OBSERVATION XXXIX.

Il s'agit d'un malade entré à l'hôpital de la marine de Toulon, le 6 décembre 1858. Le 8, on le sonde avec une sonde d'argent, puis avec une bougie n° 7, de Charrière, qui est laissée en place un quart d'heure.

A une heure, accès de fièvre. Le frisson cesse à trois heures; la chaleur ne cesse que le lendemain matin, à six heures.

Les antécédents du malade révèlent qu'il est atteint de fièvre intermittente contractée au Sénégal, revenant régulièrement tous les vingt jours. Le dernier accès survenant précisément à l'époque de la période habituelle, il est difficile de décider si on doit l'attribuer au cathétérisme ou à l'affection paludéenne ancienne.

Le 9, apyrexie.

Le 10. La bougie n° 7 est de nouveau laissée en place un quart d'heure. Accès de fièvre plus violent que le premier, de dix heures du matin à sept heures du soir.

Le type tierce de la fièvre ayant été constaté les jours suivants, on suspend le cathétérisme et on administre le sulfate de quinine; la fièvre ne revient plus.

Le 29 décembre, l'uréthrotomie fut pratiquée. Le malade guérit sans nouveaux accès.

2° A côté de ces trois observations, où nous avons vu successivement la fièvre paludéenne précéder de beaucoup, puis de très-peu de temps, puis coïncider avec les accès produits par l'opération, nous signalerons un fait qui ressort pour nous de l'examen de 6 observations (obs. 5, 11, 18, obs. de fièvre algide de Bérard dans ce travail, obs. 6 *in* thèse Perdrigeon, 12e fait de Civiale) ; c'est que dans des cas où il n'y a pas d'antécédents de fièvre paludéenne, on trouve à l'autopsie des altérations de la rate. Si à cela on ajoute qu'en parcourant tous les cas qui ont été suivis de mort, on ne trouve parmi les viscères thoraciques et abdominaux de lésions que dans la rate, on devra bien reconnaître entre les accidents fébriles et inflammatoires et l'état de la rate un rapport incontestable. Or pour qui sait combien souvent la rate est le seul viscère lésé dans les fièvres paludéennes, ce rapprochement pourra peut-être, plus encore que la coïncidence de la fièvre paludéenne et de la fièvre d'opération, amener à conclure pour l'hypothèse de M. Perdrigeon.

M. Caudmont (*Bulletins de la Société anatomique*, décembre 1859), en décrivant les lésions de la rate trouvées à l'autopsie d'un sujet mort à la suite d'accidents fébriles uréthraux, ajoutait : « Cette altération était en tout semblable à celle qu'on observe à la suite d'accès de fièvre intermittente pernicieuse. »

Il n'est pas jusqu'à l'odeur ammoniacale des urines que nous avons signalée (voir *Symptomatologie des accès bénins*), qui ne puisse conduire au même résultat.

Nous en dirons autant de l'efficacité, bien constatée aujourd'hui, du sulfate de quinine dans un grand nombre d'accès fébriles. Sans pouvoir mieux expliquer son action que dans les fièvres paludéennes, on peut du moins la constater, et c'est ce seul rapprochement que nous voulons indiquer ici.

Quant aux différences qui existent entre la fièvre uréthrale et la fièvre paludéenne, je n'ai pas à y revenir ; je me suis efforcé de les indiquer aux articles *Diagnostic*, où on les retrouvera tout au long.

On voit que tout ce qui précède est favorable au rapprochement entre l'intoxication paludéenne et l'intoxication qui produit les accidents fébriles et inflammatoires. Je suis loin de croire jugée cette intéressante question ; toute mon ambition se bornerait à lui avoir fait faire, par mes recherches, quelques pas en avant. Puissé-je n'être pas trop présomptueux en espérant y avoir réussi.

Je vais maintenant résumer, sous forme de propositions, tout l'ensemble de ce travail.

1° A la suite des opérations sur l'urèthre, il survient deux sortes d'accès fébriles : les accès simples et les accès pernicieux.

2° Les simples ne demandent qu'un traitement en quelque sorte hygiénique, et guérissent sans sulfate de quinine.

3° Les pernicieux peuvent se diviser en *ordinaires,* qui semblent céder toujours à l'emploi des antipériodiques ; en *foudroyants,* qui restent au-dessus des ressources de l'art, et en *compliqués,* dans lesquels on doit tenir le plus grand compte de la maladie compli-cante, sous peine de voir succomber le malade, malgré la mo-dification le plus souvent heureuse apportée aux accès par l'antipé-roidique.

4° A côté des accès fébriles intermittents, surviennent aussi des *phlegmasies siégeant spécialement dans les masses musculaires, les articulations et les grandes séreuses,* à caractères spéciaux et très-caractéristiques.

5° Si on recherche la cause productrice de ces accidents, on est bien obligé de reconnaître l'influence, toujours facile à constater, d'une manœuvre chirurgicale pratiquée sur l'urèthre. Quant à leur nature intime, tout en laissant à l'infection purulente, qui peut se produire ici comme dans tous les traumatismes, la part qui lui revient, on ne peut nier qu'elle soit le plus souvent insuffisante pour donner l'explication des faits cliniques.

Deux théories bien plus satisfaisantes se rattachent soit à la *né-*

phrite, dans les cas surtout que nous avons nommés pernicieux compliqués, soit à une altération fonctionnelle des reins amenant une intoxication urineuse que nous avons essayé de rapprocher de l'intoxication palustre.

www.ingramcontent.com/pod-product-compliance
Ingram Content Group UK Ltd.
Pitfield, Milton Keynes, MK11 3LW, UK
UKHW022047070726
13613UKWH00002B/711